STOELYOGA

VOOR SENIOREN
BOVEN DE 60

Oefeningen om de mobiliteit, balans, flexibiliteit, kracht, ontspanning te verbeteren en gewichtsverlies te ondersteunen.

Diana E. Allison

Vrijwaring

De hier verstrekte informatie is uitsluitend bedoeld voor educatieve doeleinden en is niet bedoeld als vervanging voor professionele diagnose, behandeling of zorg. Raadpleeg uw arts of gekwalificeerde zorgverlener als u medische zorgen heeft. Let op: dit hulpmiddel is geen remedie, maar uitsluitend bedoeld voor managementdoeleinden. Individuele reacties op de behandeling kunnen variëren, en gepersonaliseerde medische begeleiding is essentieel voor een juiste diagnose, behandeling en beheer van gezondheidsproblemen.

Inhoudsopgave

Invoering

I magie wakker worden met een hernieuwd gevoel van vitaliteit, waarbij u zich flexibeler, evenwichtiger en energieker voelt dan u in jaren heeft gedaan. Welkom in de wereld van stoelyoga voor senioren boven de 60, waar leeftijd slechts een getal is en elke dag nieuwe mogelijkheden biedt voor welzijn en plezier.

Deze gids is uw toegangspoort tot zachte maar effectieve oefeningen die naadloos in uw dagelijkse routine passen, waardoor u uw mobiliteit kunt verbeteren, stress kunt verminderen en een gezondere, gelukkiger levensstijl kunt omarmen.

Of u nu nieuw bent bij yoga of een doorgewinterde beoefenaar, deze stoel gebaseerde routines zijn ontworpen om u te ontmoeten waar u zich ook bevindt, en bieden een pad naar verbeterd welzijn dat zowel toegankelijk als plezierig is. Laten we samen aan deze reis beginnen, één ademhaling, één stretch en één glimlach tegelijk.

Voordelen van stoelyoga voor senioren

Stoelyoga biedt tal van voordelen voor senioren, waardoor het een ideale praktijk is voor het verbeteren van het fysieke, mentale en emotionele welzijn. Hier zijn enkele belangrijke voordelen:

1. Verbetert de flexibiliteit

Stoelyoga helpt de flexibiliteit te behouden en te vergroten, wat cruciaal is voor dagelijkse activiteiten en algehele mobiliteit. Zachte rekoefeningen en bewegingen houden de spieren en gewrichten soepel, verminderen de stijfheid en vergroten het bewegingsbereik.

2. Verbetert de spierkracht

Regelmatig deelnemen aan stoelyoga helpt bij het opbouwen en behouden van spierkracht. Dit is essentieel voor het uitvoeren van dagelijkse taken, het behouden van de onafhankelijkheid en het voorkomen van spieratrofie die kan optreden met de leeftijd.

3. Verhoogt de bloedsomloop

De bewegingen bij stoelyoga bevorderen een betere doorbloeding van het lichaam. Een verbeterde bloedsomloop kan helpen bij het verminderen van ontstekingen, het bevorderen van genezing en ervoor zorgen dat vitale organen voldoende zuurstof en voedingsstoffen ontvangen.

4. Vermindert stress en angst

Stoelyoga omvat ademhalingsoefeningen en mindfulness-technieken die stress en angst helpen verminderen. Deze praktijken bevorderen ontspanning, verlagen de bloeddruk en creëren een gevoel van innerlijke vrede en welzijn.

5. Verbetert balans en stabiliteit

Veel stoelyoga-houdingen zijn gericht op het verbeteren van het evenwicht en de stabiliteit, die van cruciaal belang zijn voor het voorkomen van vallen en het verbeteren van de algehele veiligheid. Het versterken van de romp- en beenspieren draagt aanzienlijk bij aan een betere balans.

6. Verhoogt de gezondheid van de gewrichten

Zachte rekoefeningen en bewegingen in stoelyoga houden de gewrichten gezond door de smering te behouden en de stijfheid te verminderen. Dit kan vooral gunstig zijn voor senioren met artritis of gewrichtspijn.

7. Bevordert mentale helderheid en focus

Mindfulness en diepe ademhalingsoefeningen in stoelyoga verbeteren de mentale helderheid en focus. Dit kan de cognitieve functie verbeteren en senioren helpen scherp en oplettend te blijven.

8. Moedigt sociale interactie aan

Door deel te nemen aan stoelyoga lessen of in groepen te oefenen, wordt de sociale interactie bevorderd, waardoor gevoelens van eenzaamheid en isolatie worden verminderd. Het creëert een gevoel van gemeenschap en steun onder de deelnemers.

9. Aanpasbaar voor alle niveaus

Stoelyoga is zeer aanpasbaar, waardoor het geschikt is voor senioren van alle fitness niveaus en vaardigheden. Er kunnen aanpassingen en rekwisieten worden gebruikt om ervoor te zorgen dat iedereen kan deelnemen en van de beoefening kan profiteren.

10. Verbetert de algehele kwaliteit van leven

Door stoelyoga in hun routine te integreren, kunnen senioren een algehele verbetering van hun levenskwaliteit ervaren. De combinatie van fysieke activiteit, mentale ontspanning en sociale betrokkenheid draagt bij aan een gelukkiger, gezonder en vervullender leven.

Omarm de transformerende kracht van stoelyoga en ontdek hoe deze eenvoudige, maar effectieve oefeningen een aanzienlijk verschil kunnen maken in je gezondheid en welzijn.

Wie kan stoelyoga beoefenen?

Stoelyoga is een inclusieve en toegankelijke vorm van beweging die geschikt is voor een breed scala aan individuen, vooral senioren. Hier is een nadere blik op wie baat kan hebben bij het beoefenen van stoelyoga:

1. Senioren en oudere volwassenen

Stoelyoga is ideaal voor senioren die traditionele yogahoudingen uitdagend vinden vanwege leeftijdsgebonden fysieke veranderingen. Het biedt een veilige manier om flexibiliteit, kracht en evenwicht te behouden zonder het risico van vallen of overbelasting.

2. Personen met beperkte mobiliteit

Voor degenen die moeite hebben met langdurig staan of mobiliteitsproblemen hebben, biedt stoelyoga een ondersteunende omgeving om aan fysieke activiteit deel te nemen. Dit omvat personen die herstellen van een operatie of mensen met chronische aandoeningen die hun mobiliteit beperken.

3. Mensen met evenwichtsproblemen

Iedereen die moeite heeft met evenwicht kan baat hebben bij stoelyoga. Het gebruik van een stoel ter ondersteuning zorgt ervoor dat deelnemers veilig houdingen kunnen uitvoeren, waardoor het risico op vallen wordt verminderd en het vertrouwen in hun bewegingsvermogen wordt vergroot.

4. Personen met chronische pijn of aandoeningen

Mensen die lijden aan chronische pijn, aandoeningen, zoals artritis of fibromyalgie, zullen stoelyoga als zacht voor hun gewrichten en spieren ervaren. Het lage impact karakter van de oefeningen helpt bij het beheersen van pijn en het verbeteren van de algehele gewrichtsgezondheid.

5. Beginners die nieuw zijn bij yoga

Stoelyoga is een uitstekend startpunt voor degenen die nieuw zijn met yoga en zich misschien geïntimideerd voelen door traditionele yogalessen. Het biedt een comfortabele en toegankelijke manier om de basisprincipes van yoga te leren en een basis te leggen voor verdere beoefening.

6. Kantoorpersoneel

Kantoormedewerkers die lange uren achter een bureau zitten, kunnen baat hebben bij stoelyoga om rugpijn, nekklachten en stress te verlichten. Het is een handige manier om te stretchen en te ontspannen zonder de werkplek te verlaten.

7. Zwangere vrouwen

Zwangere vrouwen kunnen stoelyoga gebruiken om
actief te blijven en zwangerschapsgerelateerde
ongemakken te verlichten. Het biedt een veilig
alternatief voor traditionele yoga, waardoor aanstaande
moeders de houdingen kunnen aanpassen aan hun
comfortniveau en het stadium van de zwangerschap.

8. Personen met een handicap

Stoelyoga kan worden aangepast aan verschillende
lichamelijke beperkingen. Het biedt mensen met
verschillende vaardigheden een manier om de voordelen
van yoga te ervaren en hun fysieke en mentale welzijn te
verbeteren.

9. Iedereen die op zoek is naar een milde
vorm van lichaamsbeweging

Degenen die op zoek zijn naar een zachte, low-impact
vorm van lichaamsbeweging, zullen stoelyoga perfect
vinden. Het is een effectieve manier om actief te blijven,
stress te verminderen en de algehele gezondheid te
verbeteren zonder de intensiteit van zwaardere
trainingen.

Stoelyoga is een veelzijdige en aanpasbare praktijk die mensen van alle leeftijden, capaciteiten en fitness niveaus verwelkomt. Of je nu actief wilt blijven in je gouden jaren, een gezondheidsprobleem wilt beheersen of gewoon wilt genieten van een zachtere vorm van lichaamsbeweging, stoelyoga biedt talloze voordelen die inspelen op jouw behoeften. Omarm de beoefening en ontdek hoe stoelyoga je fysieke, mentale en emotionele welzijn kan verbeteren.

Hoofdstuk 1: Aan de slag

Het kiezen van de juiste stoel

Het selecteren van de juiste stoel is cruciaal voor een veilige en effectieve stoel yoga beoefening. Dit zijn de belangrijkste factoren waarmee u rekening moet houden:

1. Stabiliteit
Solide constructie: Zorg ervoor dat de stoel stevig is en niet wiebelt. Vermijd stoelen met wielen of draaibare onderstellen, omdat deze instabiliteit kunnen veroorzaken.
Platte basis: De stoel moet een vlakke basis hebben die een stevig, antislipoppervlak biedt.

2. Hoogte
Juiste uitlijning: De stoel moet hoog genoeg zijn, zodat wanneer u zit, uw voeten plat op de grond rusten met de knieën in een hoek van 90 graden. Dit zorgt voor een goede uitlijning en vermindert de belasting van uw gewrichten.

Verstelbare hoogte: Kies indien mogelijk een stoel met verstelbare hoogte om deze aan uw behoeften aan te passen.

3. Rugsteun

Rechte rug: Kies voor een stoel met een rechte rug, zodat uw wervelkolom voldoende ondersteuning krijgt. Vermijd stoelen met te veel kussens of achteroverleunende stoelen die de houding in gevaar kunnen brengen.

Volledige rug: Een volledige rugsteun helpt bij het behouden van de juiste houding en voorkomt onderuitzakken tijdens oefeningen.

4. Zitplaats

Stevig en comfortabel: De stoel moet stevig maar comfortabel zijn. Vermijd te zachte stoelen of stoelen met kussens, waardoor u kunt wegzakken en uw stabiliteit kunt verliezen.

Diepte: Zorg ervoor dat u door de zitdiepte comfortabel kunt zitten met uw rug tegen de stoel en de voeten plat op de vloer.

5. Armloos ontwerp

Onbeperkte beweging: een armloze stoel zorgt voor een volledige bewegingsvrijheid tijdens oefeningen. Als er armen aanwezig zijn, mogen deze uw bewegingen niet belemmeren.

6. Materiaal

Antislipoppervlak: Kies een stoel met een antislipoppervlak om glijden tijdens het oefenen te voorkomen. Houten of metalen stoelen met een licht gevoerde zitting werken goed.

Het kiezen van de juiste stoel is essentieel voor een veilige en effectieve stoelyoga beoefening. Geef prioriteit aan stabiliteit, de juiste hoogte, een rechte rugsteun, een stevige en comfortabele stoel, een armloos ontwerp voor onbeperkte beweging en een antislipoppervlak. Door deze functies te garanderen, kun je stoelyoga-houdingen correct en comfortabel uitvoeren, waardoor je algehele ervaring en voordelen worden verbeterd.

Essentiële uitrusting en rekwisieten

Om uw stoelyoga-oefening te verbeteren, kan het hebben van de juiste apparatuur en rekwisieten een aanzienlijk verschil maken in comfort en effectiviteit. Dit zijn de essentiële items die je nodig hebt:

1. Voorzitter

Stevig en stabiel: Een stevige, antislipstoel zonder wielen is cruciaal. Raadpleeg de richtlijnen voor het kiezen van de juiste stoel om veiligheid en ondersteuning te garanderen.

2. Yogamat

Antislipoppervlak: plaats een yogamat onder de stoel om te voorkomen dat deze verschuift en om een stabiel oppervlak te bieden voor staande oefeningen.
Comfort: Een mat biedt ook demping bij rek- of ontspanningsoefeningen op de grond.

3. Blokken

Ondersteuning en uitbreiding: Yogablokken helpen bij het aanpassen van houdingen en bieden ondersteuning waar nodig. Ze kunnen worden gebruikt om het bereik te vergroten of om extra stabiliteit te bieden.
Materiaal: Kies schuim- of kurkblokken vanwege hun duurzaamheid en lichtgewicht karakter.

4. Bandjes

Flexibiliteitshulpmiddel: Yogabanden helpen bij het verdiepen van de rekoefeningen en het verbeteren van de flexibiliteit, vooral voor mensen met een beperkt bewegingsbereik.
Verstelbare lengte: Kies voor verstelbare bandjes met een gesp om de lengte naar wens aan te passen.

5. Kussens of kussens

Extra comfort: Kussens kunnen worden gebruikt om extra zitcomfort te bieden of de onderrug, knieën of andere gewrichten te ondersteunen tijdens het oefenen.

Veelzijdigheid: Kleine, stevige kussens zijn veelzijdig en geschikt voor verschillende aanpassingen.

6. Deken

Ondersteuning en warmte: Een opgevouwen deken kan voor bepaalde houdingen extra ondersteuning en demping bieden. Het kan ook gebruikt worden voor warmte tijdens ontspanning of meditatie.
Stevig en dik: Kies een stevige, dikke deken die zijn vorm behoudt wanneer deze wordt opgevouwen.

7. Waterfles

Blijf gehydrateerd: Houd een waterfles bij de hand om tijdens uw training gehydrateerd te blijven.

Het hebben van de juiste uitrusting en rekwisieten verbetert de veiligheid, het comfort en de effectiviteit van uw stoelyogapraktijk. Zorg voor een stevige stoel, een antislip yogamat, yogablokken, riemen, kussens of kussens, een stevige deken en een waterfles. Deze items helpen je om houdingen aan te passen, ondersteuning te bieden en de hydratatie op peil te houden, wat bijdraagt aan een aangenamere en heilzamere yoga-ervaring.

Veiligheidstips en voorzorgsmaatregelen

Het beoefenen van stoelyoga kan zeer nuttig zijn, maar het is belangrijk om veiligheidstips en voorzorgsmaatregelen te volgen om een veilige en effectieve ervaring te garanderen. Dit zijn de belangrijkste punten waarmee u rekening moet houden:

1. Raadpleeg uw arts

Medische toestemming: Voordat u met stoelyoga begint, dient u uw zorgverlener te raadplegen, vooral als u al bestaande medische aandoeningen of zorgen heeft.

2. Kies de juiste stoel

Stabiel en antislip: gebruik een stevige, stabiele stoel zonder wielen. Zorg ervoor dat het op een antislipoppervlak of yogamat wordt geplaatst om glijden te voorkomen.

3. Zorg voor een goede warming-up

Zachte warming-up: Begin elke sessie met zachte warming-upoefeningen om uw spieren en gewrichten voor te bereiden op intensievere bewegingen.

4. Luister naar je lichaam

Vermijd pijn: Duw jezelf nooit in pijn. Beweeg binnen je comfortzone en respecteer de grenzen van je lichaam.

Pas indien nodig aan: gebruik rekwisieten en pas poses aan volgens uw vaardigheden en comfortniveau.

5. Zorg voor een goede houding

Lijn uw lichaam uit: Zit met uw rug recht, uw voeten plat op de grond en uw knieën in een hoek van 90 graden. Zorg ervoor dat uw wervelkolom tijdens de oefeningen uitgelijnd is.

6. Adem consistent

Stabiele ademhaling: Concentreer u op een stabiele, diepe ademhaling. Vermijd het inhouden van uw adem, omdat een goede ademhaling helpt bij ontspanning en zuurstofstroom.

7. Vermijd overbelasting

Matige intensiteit: Houd de bewegingen zacht en gecontroleerd. Vermijd overmatige inspanning, vooral als je nieuw bent bij yoga of beperkte mobiliteit hebt.

8. Blijf gehydrateerd

Drink water: Houd een waterfles bij de hand en blijf gehydrateerd tijdens uw oefening.

9. Gebruik de juiste uitrusting

Ondersteunende rekwisieten: Gebruik indien nodig yogablokken, riemen, kussens en dekens om ondersteuning te bieden en het comfort te vergroten.

10. Oefen in een veilige omgeving

Vrije ruimte: Zorg ervoor dat uw oefenruimte vrij is van rommel en obstakels. Voldoende ruimte rondom uw stoel is essentieel voor veilig bewegen.

11. Afkoelen

Geleidelijke cool-down: Sluit elke sessie af met zachte rek- en ontspanningsoefeningen om uw lichaam af te koelen.

Door deze veiligheidstips en voorzorgsmaatregelen te volgen, kun je veilig en effectief stoelyoga beoefenen. Raadpleeg uw arts, kies een stabiele stoel, warm goed op, luister naar uw lichaam, zorg voor de juiste houding, adem regelmatig, vermijd overbelasting, blijf gehydrateerd, gebruik de juiste uitrusting, oefen in een veilige omgeving en koel altijd af na uw sessie. Door deze richtlijnen te volgen, kun je de voordelen van stoelyoga maximaliseren en tegelijkertijd het risico op blessures minimaliseren.

Hoofdstuk 2: Grondbeginselen van stoelyoga

Basis ademhalingstechnieken

Ademhalingstechnieken zijn van fundamenteel belang voor stoelyoga en bevorderen ontspanning, focus en algeheel welzijn. Hier zijn drie essentiële ademhalingstechnieken die u in uw praktijk kunt opnemen:

1. Diafragmatische ademhaling (buikademhaling)

- *Techniek:* Ga comfortabel zitten met uw rug recht en uw voeten plat op de grond. Plaats één hand op uw borst en de andere op uw buik. Adem diep in door je neus, zodat je buik omhoog komt terwijl deze zich vult met lucht. Adem langzaam uit door je neus en voel hoe je buik zakt.

- *Voordelen:* Verbetert de longcapaciteit, vermindert stress en bevordert ontspanning door het middenrif in te schakelen.

2. Ujjayi-ademhaling (zegevierende ademhaling)

- *Techniek:* Ga zitten met een rechte rug en de voeten plat op de grond. Adem diep in door je neus, waarbij je de achterkant van je keel iets samentrekt. Adem uit door je neus en houd de keel ingesnoerd om een zacht, oceaanachtig geluid te creëren. Houd de ademhaling langzaam en stabiel.

- *Voordelen*: Kalmeert de geest, vergroot de focus en verbetert de verbinding tussen adem en beweging.

3. Alternatieve neusgatademhaling (Nadi Shodhana)

- *Techniek:* Zit comfortabel met een rechte rug. Gebruik uw rechterduim om uw rechterneusgat af te sluiten. Adem diep in door je linkerneusgat. Sluit uw linkerneusgat af met uw rechterringvinger, laat vervolgens uw rechterneusgat los en adem erdoor uit. Adem in door het rechter neusgat, sluit het met je duim, laat dan je linker neusgat los en adem erdoor uit. Hiermee is één cyclus voltooid.

- *Voordelen*: Brengt het zenuwstelsel in evenwicht, vermindert angst en bevordert de mentale helderheid.

Het opnemen van deze basisademhalingstechnieken in uw stoelyogapraktijk kan uw ervaring aanzienlijk verbeteren. Diafragmatische ademhaling bevordert ontspanning, Ujjayi-ademhaling verhoogt de focus en verbindt adem met beweging, en alternatieve neusgatademhaling brengt het zenuwstelsel in evenwicht en vermindert angst. Oefen deze technieken regelmatig om uw algehele welzijn te verbeteren en uw stoelyoga-oefening te verdiepen.

Mindfulness en ontspanning

Het integreren van mindfulness en ontspanning in uw stoelyogabeoefening verbetert de mentale helderheid, vermindert stress en bevordert het algehele welzijn. Hier leest u hoe u deze essentiële elementen kunt integreren:

1. Mindfulness

- **Bewustzijn van het huidige moment:** Richt je aandacht op het huidige moment. Schenk aandacht aan je ademhaling, lichamelijke sensaties en bewegingen zonder oordeel.

- **Lichaamsscan:** Voer een mentale scan van uw lichaam uit van top tot teen. Merk spanningsgebieden op en ontspan deze bewust.
- **Gerichte aandacht:** Kies een focuspunt, zoals je ademhaling of een specifiek lichaamsdeel, en breng je aandacht daar zachtjes weer naar terug wanneer je gedachten afdwalen.

2. Ontspanningstechnieken

- **Progressieve spierontspanning:** Span en ontspan verschillende spiergroepen achtereenvolgens. Begin vanaf je voeten en werk omhoog naar je hoofd, waarbij je bij elke uitademing de spanning loslaat.
- **Begeleide beelden:** Visualiseer een vredige scène of omgeving. Gebruik al je zintuigen om jezelf onder te dompelen in deze rustgevende omgeving.
- **Diepe ademhaling:** Gebruik diafragmatische ademhaling om ontspanning te bevorderen. Adem diep in door je neus, houd een paar seconden vast en adem langzaam uit, waarbij je bij elke ademhaling de spanning loslaat.

3. Mindfulness en ontspanning integreren in stoelyoga

- **Begin en eindig met ontspanning:** Begin je oefening met een paar minuten diep ademhalen en bodyscannen om jezelf te centreren. Sluit af met een ontspanningsperiode, waarbij u geleide beelden of progressieve spierontspanning gebruikt.
- **Bewuste bewegingen:** Voer elke yogapose uit met bewust bewustzijn. Beweeg langzaam, concentreer je op de sensaties en blijf aanwezig in het moment.
- **Adembewustzijn:** Synchroniseer uw ademhaling met uw bewegingen. Adem in tijdens expansiehoudingen en adem uit tijdens samentrekkingshoudingen, waarbij u een stabiel en rustig ademhalingsritme aanhoudt.

Mindfulness en ontspanning zijn belangrijke componenten van een heilzame stoelyoga-beoefening. Concentreer u op het bewustzijn van het huidige moment, voer lichaamsscans uit en gebruik ontspanningstechnieken zoals progressieve spierontspanning en geleide beelden. Begin en eindig je oefening met ontspanningsperioden en houd de hele tijd bewuste bewegingen en adembewustzijn aan. Deze praktijken zullen helpen stress te verminderen, de mentale helderheid te vergroten en het algehele welzijn te verbeteren.

Inzicht in uw lichaam en grenzen

Het herkennen en respecteren van de mogelijkheden en grenzen van je lichaam is essentieel voor een veilige en effectieve beoefening van stoelyoga. Zo kun je je lichaam begrijpen en eren:

1. Ken uw fysieke conditie

- **Gezondheidsbeoordeling:** Houd rekening met eventuele medische aandoeningen, verwondingen of fysieke beperkingen die u heeft. Raadpleeg uw arts voordat u met stoelyoga begint.
- **Persoonlijke basislijn:** Begrijp uw huidige niveau van kracht, flexibiliteit en uithoudingsvermogen om realistische verwachtingen voor uw training te stellen.

2. Luister naar je lichaam

- **Pijn versus ongemak:** Leer onderscheid te maken tussen ongemak en pijn. Er kan ongemak optreden als u de spieren strekt of versterkt, maar pijn is een signaal om te stoppen en opnieuw te beoordelen.
- **Feedback:** Let op hoe je lichaam voelt tijdens en na elke pose. Gebruik deze feedback om uw praktijk dienovereenkomstig aan te passen.

3. Pas poses indien nodig aan

- **Gebruik rekwisieten:** Gebruik yogablokken, riemen, kussens en dekens om houdingen aan te passen en extra ondersteuning te bieden.
- **Pas bewegingen aan:** Pas het bewegingsbereik, de intensiteit en de duur van de houdingen aan, zodat deze bij uw comfortniveau en fysieke mogelijkheden passen.

4. Vooruitgang geleidelijk

- **Begin langzaam:** Begin met basishoudingen en ga geleidelijk over naar meer uitdagende houdingen naarmate uw kracht en flexibiliteit verbeteren.
- **Consistente praktijk:** Regelmatig oefenen zal betere resultaten opleveren dan te hard pushen in een enkele sessie. Streef naar consistentie boven intensiteit.

5. Blijf gehydrateerd en uitgerust

- **Hydratatie:** Drink veel water voor, tijdens en na je training om je lichaam gehydrateerd te houden.
- **Rest:** Zorg ervoor dat u voldoende rust en herstel krijgt, vooral als u pijn of vermoeidheid ervaart.

6. Respecteer je grenzen

- **Vermijd vergelijkingen:** Concentreer u op uw eigen vooruitgang en vermijd het vergelijken van uzelf met anderen. Ieders lichaam is anders en yoga is een persoonlijke reis.
- **Accepteer beperkingen:** Omarm de beperkingen van je lichaam en werk ermee. Na verloop van tijd zul je merken dat je grenzen groter worden naarmate je praktijk evolueert.

Het begrijpen van je lichaam en grenzen is cruciaal voor een veilige en effectieve beoefening van stoelyoga. Ken uw fysieke conditie, luister naar uw lichaam, pas indien nodig de houdingen aan, ga geleidelijk verder, blijf gehydrateerd en uitgerust en respecteer uw grenzen. Door de mogelijkheden en grenzen van uw lichaam te respecteren, kunt u de voordelen van stoelyoga maximaliseren en tegelijkertijd het risico op blessures minimaliseren.

Hoofdstuk 3: Opwarmingsoefeningen

Zachte rekoefeningen

Zachte rekoefeningen zijn van fundamenteel belang bij stoelyoga. Ze helpen de flexibiliteit te verbeteren, de spierspanning te verminderen en het lichaam voor te bereiden op intensievere bewegingen. Hier zijn enkele belangrijke, zachte rekoefeningen die u in uw praktijk kunt opnemen:

1. Nek stretch

- **Techniek:** Ga comfortabel zitten met uw rug recht en uw voeten plat op de grond. Kantel uw hoofd langzaam naar rechts en breng uw oor naar uw schouder. Houd een paar ademhalingen vast en voel de rek langs de linkerkant van je nek. Herhaal aan de andere kant.
- **Voordelen:** Verlicht spanning in nek en schouders.

2. Schouderrol

- **Techniek:** Ga rechtop zitten met je voeten plat op de grond. Til uw schouders op richting uw oren en rol ze vervolgens in cirkelvormige bewegingen heen en weer. Herhaal dit meerdere keren en keer dan de richting om.
- **Voordelen:** Maakt strakke schouders los en verbetert de schoudermobiliteit.

3. Zittende kat-koe stretch

- **Techniek:** Ga zitten met je handen op je knieën. Adem in, buig je rug en til je borst en hoofd op (Koehouding). Adem uit, rond je rug en stop je kin naar je borst (Cat Pose). Ga door met het afwisselen tussen deze twee posities bij elke ademhaling.
- **Voordelen:** Verhoogt de flexibiliteit van de wervelkolom en verlicht de rugspanning.

4. Zittende voorwaartse buiging

- **Techniek:** Ga zitten met je voeten op heupbreedte uit elkaar en plat op de grond. Adem in, verleng je ruggengraat en adem uit terwijl je vanuit je heupen naar voren scharniert en je handen naar je voeten reikt. Ga zo ver als comfortabel is en houd een paar ademhalingen vast.

- **Voordelen:** Rekt de onderrug en de hamstrings uit en bevordert de ontspanning.

5. Zittende zijwaartse stretch

- **Techniek:** Ga met beide voeten plat op de grond zitten. Adem in, til uw rechterarm boven uw hoofd en adem uit terwijl u naar links leunt en uw arm boven uw hoofd strekt. Houd een paar ademhalingen vast en voel de rek langs je rechterkant. Herhaal aan de andere kant.
- **Voordelen:** Rekt de zijkanten van de romp uit en verbetert de flexibiliteit van de wervelkolom.

6. Zittende heupopener

- **Techniek:** Ga met beide voeten plat op de grond zitten. Kruis je rechterenkel over je linkerknie. Oefen lichte druk uit op uw rechterknie om de rek in uw rechterheup te vergroten. Houd deze positie enkele ademhalingen vast en wissel dan van kant.
- **Voordelen:** Opent de heupen en verlicht de spanning in de onderrug.

7. Enkelcirkels

- **Techniek:** Ga met beide voeten plat op de grond zitten. Til uw rechtervoet van de grond en draai uw enkel in een cirkelvormige beweging. Voer

meerdere cirkels in één richting uit en keer
vervolgens de richting om. Herhaal met de
linkerenkel.

- **Voordelen:** Verbetert de enkelmobiliteit en
  verhoogt de bloedsomloop in de onderbenen.

Door zachte rekoefeningen in uw stoelyoga-routine op te
nemen, verbetert u de flexibiliteit, vermindert u de
spierspanning en bereidt u uw lichaam voor op
intensievere oefeningen.

Concentreer u op rekoefeningen voor de nek, schouders,
wervelkolom, heupen en enkels om de algehele
ontspanning en mobiliteit te bevorderen. Oefen deze
rekoefeningen regelmatig om een flexibel en
spanningsvrij lichaam te behouden.

Gezamenlijke losmakende bewegingen

Gezamenlijke losmakende bewegingen zijn van vitaal
belang bij stoelyoga om de mobiliteit te vergroten,
stijfheid te verminderen en de bloedsomloop in de
gewrichten te verbeteren. Hier zijn essentiële
losmakende bewegingen die u in uw praktijk kunt
opnemen:

1. Polscirkels

- **Techniek:** Strek uw armen recht voor u uit, met de handpalmen naar beneden gericht. Draai uw polsen in cirkelvormige bewegingen, eerst met de klok mee en dan tegen de klok in.
- **Voordelen:** Verhoogt de flexibiliteit en bloedsomloop in de polsen en handen.

2. Schouder haalt zijn schouders op

- **Techniek:** Ga rechtop zitten met uw armen ontspannen langs uw lichaam. Haal je schouders op richting je oren, houd ze even vast en laat ze dan los.
- **Voordelen:** Verlicht de spanning in de schouders en verbetert de schoudermobiliteit.

3. Elleboogbuigingen

- **Techniek:** Strek uw armen naar de zijkanten op schouderhoogte, met de handpalmen naar boven gericht. Buig uw ellebogen, breng uw handen naar uw schouders en strek vervolgens uw armen.
- **Voordelen:** Verhoogt de flexibiliteit en het bewegingsbereik van de ellebogen.

4. Heupcirkels

- **Techniek:** Ga met beide voeten plat op de grond zitten en handen op je heupen. Maak een cirkel rond je heupen met de klok mee en schakel dan over naar tegen de klok in.
- **Voordelen:** Maakt strakke heupgewrichten los en verbetert de heupmobiliteit.

5. Knieverhogingen

- **Techniek:** Ga rechtop zitten met je voeten plat op de grond. Til één knie op naar je borst, houd hem even vast en laat hem dan weer zakken. Herhaal met de andere knie.
- **Voordelen:** Verbetert de flexibiliteit en versterkt de spieren rond de knieën.

6. Enkelflexie en -punt

- **Techniek:** Ga met beide voeten plat op de grond zitten. Til uw rechtervoet van de vloer en buig uw enkel, waarbij u uw tenen naar het plafond richt. Richt vervolgens uw tenen van u af en buig uw enkel naar beneden. Herhaal met de linkervoet.
- **Voordelen:** Verbetert de enkelmobiliteit en versterkt de spieren van de onderbenen.

7. Nekrollen

- **Techniek:** Ga rechtop zitten met ontspannen schouders. Laat je kin langzaam naar je borst zakken, rol dan je hoofd naar rechts en breng je oor naar je schouder. Ga door met het naar achteren rollen van je hoofd totdat je linkeroor je linkerschouder bereikt en breng dan je kin terug naar je borst. Herhaal in de tegenovergestelde richting.
- **Voordelen:** Verlicht de spanning in de nek en verbetert de nekmobiliteit.

Door deze losmakende bewegingen in uw stoelyoga-routine op te nemen, kunt u de mobiliteit vergroten, de stijfheid verminderen en de bloedsomloop in belangrijke gewrichten zoals polsen, schouders, ellebogen, heupen, knieën, enkels en nek verbeteren. Oefen deze bewegingen regelmatig om de gezamenlijke gezondheid te behouden en de algehele flexibiliteit en mobiliteit te verbeteren.

Je lichaam voorbereiden op yoga

Het goed voorbereiden van je lichaam voordat je aan een stoelyogasessie begint, is essentieel om de voordelen te maximaliseren en het risico op blessures te minimaliseren. Zo kunt u zich effectief voorbereiden:

1. Raadpleeg uw arts

- **Medische goedkeuring:** Als u medische aandoeningen of zorgen heeft, raadpleeg dan uw arts voordat u met stoelyoga begint.

2. Kies de juiste omgeving

- **Vrije ruimte:** Zorg ervoor dat u voldoende ruimte rondom uw stoel heeft om vrij en zonder obstakels te kunnen bewegen.
- **Comfortabele temperatuur:** Pas de kamertemperatuur aan om comfort tijdens uw oefening te garanderen.

3. Selecteer de juiste kleding

- **Comfortabele kleding:** Draag losse, comfortabele kleding die onbeperkte beweging mogelijk maakt.
- **Blote voeten of antislipschoenen:** Oefen op blote voeten of draag antislipsokken of schoenen om de stabiliteit te behouden.

4. Verzamel je uitrusting en rekwisieten

- **Stevige stoel:** Kies een stabiele stoel zonder wielen en plaats deze op een antislip ondergrond of yogamat.

- **Yoga rekwisieten:** Verzamel alle rekwisieten die je nodig hebt, zoals yogablokken, riemen, kussens of dekens, om je beoefening te ondersteunen.

5. Opwarmingsoefeningen

- **Zachte bewegingen:** Begin met zachte warming-upoefeningen om de bloedsomloop te vergroten en uw spieren en gewrichten voor te bereiden op stretching en beweging.
- **Voorbeelden:** Nekrollen, schouderophalen, polscirkels en zachte draaiingen.

6. Oefen ademhalingsoefeningen

- **Diepe ademhaling:** Voer diafragmatische ademhaling of andere ademhalingstechnieken uit om de geest te kalmeren en jezelf te centreren voordat je met houdingen begint.
- **Voordelen:** Verbetert de ontspanning, geeft zuurstof aan het lichaam en bereidt u voor op gerichte oefeningen.

7. Bepaal uw intentie

- **Bewuste focus:** Neem even de tijd om een intentie of focus voor uw beoefening vast te stellen. Dit kan zijn om te ontspannen, de flexibiliteit te verbeteren of stress te verminderen.

- **Blijf aanwezig:** Blijf tijdens je oefening aanwezig en aandachtig voor de sensaties en behoeften van je lichaam.

8. Begin langzaam en respecteer je grenzen

- **Geleidelijke progressie:** Begin met basishoudingen en verhoog geleidelijk de intensiteit of duur naarmate uw lichaam eraan gewend raakt.
- **Luister naar je lichaam:** Zorg ervoor dat u niet in ongemak of pijn terechtkomt. Pas indien nodig de houdingen aan, zodat deze bij uw mogelijkheden passen en vermijd spanning.

Het voorbereiden van je lichaam op stoelyoga houdt in dat je je arts raadpleegt, een comfortabele omgeving creëert, geschikte kleding draagt, de benodigde uitrusting verzamelt, opwarmt met zachte oefeningen, ademhalingstechnieken oefent, een intentie stelt en langzaam begint, terwijl je je grenzen respecteert. Door deze stappen te volgen, zorg je voor een veilige, effectieve en plezierige beoefening van stoelyoga die je algehele welzijn ondersteunt.

Hoofdstuk 4:
Kernstoelyogahoudingen

Zittende berghouding (Tadasana)

De Seated Mountain Pose, of Seated Tadasana, is een fundamentele yogahouding die een goede uitlijning bevordert, de houding verbetert en een gevoel van stabiliteit en aarding cultiveert. Zo voert u het uit:

1. Startpositie

- **Rechtop zitten:** Ga op een stevige stoel zitten met uw rug weg van de rugleuning. Plaats uw voeten plat op de grond, op heupbreedte van elkaar.
- **Handen op de dijen:** Laat je handen op je dijen rusten, met de handpalmen naar beneden gericht.

2. Uitlijning

- **Voeten en knieën:** Zorg ervoor dat uw voeten evenwijdig zijn en dat uw knieën zich direct boven uw enkels bevinden en een hoek van 90 graden vormen.

- **Ruggengraat:** Verleng uw ruggengraat en zit zo
  hoog mogelijk. Stel je voor dat een touwtje de
  kruin van je hoofd naar boven trekt.

3. Betrokkenheid

- **Kernactivering:** Betrek uw kernspieren door uw
  navel voorzichtig naar uw wervelkolom te
  trekken.
- **Schouders:** Rol uw schouders omhoog, naar
  achteren en naar beneden, zodat ze kunnen
  ontspannen, weg van uw oren.
- **Handen en armen:** Strek uw armen langs uw
  lichaam naar beneden met de handpalmen naar
  binnen gericht, terwijl de vingers naar de grond
  reiken.

4. Ademhalen

- **Adem diep in:** Haal diep adem en breid je borst
  en ribbenkast uit.
- **Langzaam uitademen:** Adem volledig uit,
  waarbij u de lengte en uitlijning van uw
  wervelkolom behoudt.

5. Mindfulness

- **Focus:** Houd uw blik vooruit met een zachte
  focus. Je kunt ook je ogen sluiten om je innerlijke
  bewustzijn te vergroten.

- **Lichaamsbewustzijn:** Merk het aardende gevoel op via je voeten en de verlenging via je wervelkolom.

6. Duur

- **Houd de pose vast:** Blijf een aantal ademhalingen in de zittende berghouding, waarbij u een stabiele en diepe ademhaling behoudt.

Voordelen

- **Verbetert de houding:** Bevordert een goede uitlijning van de wervelkolom en versterkt de houdingsspieren.
- **Bevordert aarding:** Creëert een gevoel van stabiliteit en aarding, waardoor stress en angst worden verminderd.
- **Verbetert het bewustzijn:** Cultiveert mindfulness en lichaamsbewustzijn en zet de toon voor je yogabeoefening.

Seated Mountain Pose (Tadasana) is een fundamentele stoelyogahouding die de houding verbetert, aarding bevordert en mindfulness cultiveert. Ga rechtop zitten met de voeten plat, span uw kern aan, ontspan uw schouders en adem diep terwijl u de uitlijning behoudt. Deze pose vormt een stabiele en gerichte basis voor je stoelyoga-oefening.

Zittende voorwaartse buiging

De Seated Forward Bend is een zachte stretch die de flexibiliteit van de wervelkolom, hamstrings en onderrug helpt verbeteren. Hier leest u hoe u het correct uitvoert:

1. Startpositie

- **Comfortabel zitten:** Ga op een stevige stoel zitten met uw voeten plat op de grond, op heupbreedte uit elkaar.
- **Handen op de dijen:** Laat beide handen op je dijen rusten.

2. Uitlijning

- **Ruggengraat:** Ga rechtop zitten en strek uw ruggengraat naar boven.
- **Voeten en knieën:** Zorg ervoor dat uw voeten parallel zijn en dat uw knieën zich direct boven uw enkels bevinden.

3. Voorwaartse buiging

- **Adem diep in:** Adem in, strek je ruggengraat en til je borst op.
- **Adem uit en buig naar voren:** Adem uit terwijl je vanuit je heupen naar voren scharniert en je

handen naar je voeten of de vloer reikt. Houd uw
rug recht terwijl u buigt.

4. Diepte van de rek

- **Comfortabel bereik:** Ga zo ver als comfortabel,
  zonder uw rug rond te maken. Laat uw handen op
  uw schenen, enkels of de vloer rusten,
  afhankelijk van uw flexibiliteit.
- **Ontspan je nek:** Laat uw hoofd en nek
  ontspannen en houd de achterkant van uw nek
  lang.

5. Ademhalen

- **Diepe ademhalingen:** Haal langzaam en diep
  adem en houd de rek bij elke uitademing vast.
- **Ontspanning:** Probeer bij elke uitademing het
  stuk iets te verdiepen zonder het te forceren.

6. Houd de houding vast

- **Duur:** Houd de zittende voorwaartse buiging een
  aantal ademhalingen vast, zodat uw lichaam zich
  kan ontspannen tijdens de rekoefening.

7. Uit de houding komen

- **Adem in om op te staan:** Adem in terwijl je
  langzaam je romp omhoog tilt naar de

startpositie, waardoor je ruggengraat wordt verlengd.

- **Adem uit en ontspan:** Adem uit zodra je rechtop staat en ontspan je schouders en nek.

Voordelen

- **Verbetert de flexibiliteit:** Rekt de wervelkolom, hamstrings en onderrug uit.
- **Vermindert spanning:** Verlicht spanning in rug en nek.
- **Bevordert ontspanning:** Moedigt diepe ademhaling en ontspanning aan, waardoor stress wordt verminderd.

De Seated Forward Bend is een gunstige rekoefening die de flexibiliteit van de wervelkolom, hamstrings en onderrug vergroot. Ga rechtop zitten, scharnier naar voren vanuit je heupen en reik naar je voeten of de vloer, terwijl je je rug recht houdt. Haal diep adem en houd de houding enkele ademhalingen vast voordat je langzaam weer omhoog komt. Deze houding helpt spanning te verlichten en bevordert ontspanning.

Zittende Kat-Koe Stretch

De Seated Cat-Cow Stretch is een dynamische beweging die de flexibiliteit in de wervelkolom helpt verbeteren, spanning verlicht en de algehele mobiliteit verbetert. Zo voert u het uit:

1. Startpositie

- **Rechtop zitten:** Ga op een stevige stoel zitten met uw voeten plat op de grond, op heupbreedte uit elkaar.
- **Handen op knieën:** Plaats uw handen op uw knieën of dijen voor ondersteuning.

2. Koehouding (inademen)

- **Buig je rug:** Adem diep in en buig je rug. Duw je borst naar voren en til je kin iets op, terwijl je naar boven kijkt.
- **Schouderbladen:** Trek je schouderbladen naar elkaar toe en langs je rug naar beneden.

3. Kattenhouding (uitademen)

- **Rond je ruggengraat:** Adem volledig uit, rond je rug. Steek uw kin naar uw borst en trek uw navel naar uw ruggengraat.

- **Gespreide schouderbladen:** Laat uw schouderbladen uit elkaar spreiden terwijl u uw rug rond maakt.

4. Stroom tussen poses

- **Soepele overgang:** Blijf bij elke ademhaling afwisselen tussen Koe- en Kat-houding. Adem in terwijl je naar de Koe-houding gaat, waarbij je je rug buigt, en adem uit terwijl je overgaat naar de Kat-houding, waarbij je je ruggengraat rond maakt.
- **Zachte bewegingen:** Zorg ervoor dat de bewegingen soepel en zacht zijn, passend bij het tempo van uw ademhaling.

5. Duur

- **Herhalen:** Voer de zittende kat-koe stretch uit gedurende 5-10 cycli, waarbij u bij elke ademhaling langzaam en aandachtig beweegt.

Voordelen

- **Spinale flexibiliteit:** Verbetert de flexibiliteit en mobiliteit van de wervelkolom.
- **Spanningsverlichting:** Verlicht spanning in de rug, nek en schouders.

- **Verbeterde houding:** Stimuleert een betere houding en uitlijning.
- **Verhoogde circulatie:** Stimuleert de bloedsomloop en bevordert ontspanning.

De zittende Cat-Cow Stretch is een effectieve manier om de flexibiliteit van de wervelkolom te verbeteren, spanning te verlichten en de mobiliteit te verbeteren. Ga met je handen op je knieën zitten, adem in om je rug te buigen (Koehouding) en adem uit om je ruggengraat te ronden (Kattenhouding). Voer 5-10 cycli uit, waarbij u soepel met uw ademhaling beweegt. Deze stretch is gunstig voor het behoud van een gezonde wervelkolom en het verminderen van stress.

Zittende draai

De Seated Twist is een zachte yogahouding die de flexibiliteit van de wervelkolom vergroot, de spijsvertering verbetert en de spanning in de rug verlicht. Zo voert u het uit:

1. Startpositie

- **Rechtop zitten:** Ga op een stevige stoel zitten met uw voeten plat op de grond, op heupbreedte uit elkaar.
- **Handen op de dijen:** Laat beide handen op je dijen rusten.

2. Voorbereiding van de twist

- **Verleng de wervelkolom:** Adem diep in, verleng je ruggengraat en zit rechtop.
- **Positie handen:** Plaats uw rechterhand op de buitenkant van uw linkerdij en uw linkerhand op de rugleuning van de stoel ter ondersteuning.

3. Draaibeweging

- **Adem uit om te draaien:** Adem uit terwijl je je romp voorzichtig naar links draait, beginnend vanaf de basis van je wervelkolom. Houd je heupen recht en je voeten op de grond.
- **Hoofdbeweging:** Draai uw hoofd om over uw linkerschouder te kijken, waarbij u een comfortabele nekpositie behoudt.

4. Houd de Twist vast

- **Haal diep adem:** Haal langzaam en diep adem en houd de draai meerdere ademhalingen vast.
- **Verdiep de twist:** Kijk bij elke uitademing of je de draai voorzichtig iets kunt verdiepen zonder hem te forceren.

5. Laat de Twist los

- **Adem in om terug te keren:** Adem in terwijl je langzaam je romp ontspant en terugkeert naar de startpositie.
- **Herhaal aan de andere kant:** Herhaal de draai aan de rechterkant, plaats uw linkerhand op de buitenkant van uw rechterdij en uw rechterhand op de rugleuning van de stoel.

Voordelen

- **Spinale flexibiliteit:** Verbetert de flexibiliteit en mobiliteit van de wervelkolom.
- **Spijsverteringshulp:** Stimuleert de spijsvertering en kan een opgeblazen gevoel helpen verlichten.
- **Spanningsverlichting:** Verlicht de spanning in de rug en schouders.
- **Verbeterde houding:** Bevordert een betere uitlijning en houding van de wervelkolom.

De Seated Twist is een nuttige yogahouding voor het verbeteren van de flexibiliteit van de wervelkolom, het bevorderen van de spijsvertering en het verlichten van rugspanning. Ga rechtop zitten, plaats uw handen ter ondersteuning en adem uit terwijl u uw romp zachtjes draait. Houd een aantal ademhalingen vast, adem dan in om terug te keren en herhaal aan de andere kant. Oefen deze houding regelmatig om een flexibele en gezonde wervelkolom te behouden.

Zittende zijstretch

De Seated Side Stretch is een eenvoudige maar
effectieve houding die de flexibiliteit in de zijkanten van
de romp vergroot, de houding verbetert en de spanning
in de rug en schouders helpt verlichten. Zo voert u het
uit:

1. Startpositie

- **Rechtop zitten:** Ga op een stevige stoel zitten met
  uw voeten plat op de grond, op heupbreedte uit
  elkaar.
- **Handen op de dijen:** Laat beide handen op je
  dijen rusten.

2. Bereid je voor op de stretch

- **Adem diep in:** Adem in, verleng je ruggengraat en
  zit rechtop.
- **Positie handen:** Plaats uw linkerhand op de
  zijkant van de stoel of op uw linkerdij ter
  ondersteuning.

3. Rekbeweging

- **Rechterarm optillen:** Adem in en til uw
  rechterarm boven uw hoofd, reikend naar het
  plafond.

- **Adem uit en leun:** Adem uit terwijl je zachtjes naar links leunt en de rechterkant van je lichaam strekt. Houd uw arm recht en uw biceps dicht bij uw oor.

4. Houd de rek vast

- **Ontspan schouders:** Houd uw schouders ontspannen en weg van uw oren.
- **Ademhaling:** Haal langzaam en diep adem en voel de rek langs de rechterkant van je romp.

5. Houd de stretch vast en verdiep deze

- **Houd de pose vast:** Houd de rekoefening een aantal ademhalingen vast en verdiep de rekoefening bij elke uitademing als dit comfortabel is.
- **Hoofdpositie:** U kunt omhoog kijken naar uw opgeheven arm of uw hoofd in een neutrale positie houden, afhankelijk van wat u het prettigst vindt.

6. Laat de stretch los

- **Adem in om op te staan:** Adem in terwijl je langzaam terugkeert naar de startpositie en je rechterarm laat zakken.

- **Herhaal aan de andere kant:** Herhaal het stuk aan de andere kant, til uw linkerarm op en leun naar rechts.

Voordelen

- **Verbetert de flexibiliteit:** Verbetert de flexibiliteit in de zijkanten van de romp en de wervelkolom.
- **Verlicht spanning:** Verlicht spanning in de rug, schouders en nek.
- **Bevordert een betere houding:** Bevordert een juiste uitlijning en houding van de wervelkolom.
- **Stimuleert organen:** Masseert zachtjes de inwendige organen en bevordert de spijsvertering.

De Seated Side Stretch is een effectieve yogahouding om de flexibiliteit te verbeteren, spanning te verlichten en een betere houding te bevorderen. Ga rechtop zitten, til één arm boven uw hoofd en leun naar de andere kant, terwijl u diep ademhaalt. Houd een aantal ademhalingen vast en wissel dan van kant. Neem dit stuk op in uw routine om uw algehele flexibiliteit en welzijn te verbeteren.

Zittende duifhouding

De zittende duivenhouding is een waardevolle stretch die zich richt op de heupen en bilspieren, waardoor de spanning wordt verlicht en de flexibiliteit wordt verbeterd. Zo voert u het uit:

1. Startpositie

- **Rechtop zitten:** Ga op een stevige stoel zitten met uw voeten plat op de grond, op heupbreedte uit elkaar.
- **Handen op de dijen:** Laat beide handen op je dijen rusten.

2. Positionering

- **Kruis de enkel over de knie:** Til je rechterbeen op en plaats je rechterenkel op je linkerknie, waardoor je een vorm van een viertal creëert met je benen. Zorg ervoor dat uw rechtervoet gebogen is om uw knie te beschermen.
- **Heupen aanpassen:** Ga gelijkmatig op beide zitbotjes zitten en zorg voor een rechte rug.

3. Rekbeweging

- **Adem diep in:** Adem in, verleng je ruggengraat en zit rechtop.

- **Leun naar voren:** Adem uit terwijl je zachtjes
  vanuit je heupen naar voren scharniert en je borst
  naar je benen brengt. Houd uw rug recht en
  vermijd een ronding van uw wervelkolom.

4. Houd de rek vast

- **Handen voor ondersteuning:** Plaats uw handen op
  uw benen of op de stoel voor ondersteuning.
- **Ontspan en adem:** Haal langzaam en diep adem
  en voel de rek in je rechterheup en bilspier.

5. Houd de houding vast

- **Duur:** Houd de rekoefening een aantal
  ademhalingen vast en verdiep de rekoefening bij
  elke uitademing als dit comfortabel is.

6. Laat de stretch los

- **Adem in om op te staan:** Adem in terwijl je je
  romp langzaam terugtilt naar de startpositie.
- **Van kant wisselen:** Herhaal de rekoefening aan
  de linkerkant door uw linkerenkel op uw
  rechterknie te plaatsen.

Voordelen

- **Verbetert de heupflexibiliteit:** Rekt de
  heupspieren en verbetert de flexibiliteit.

- **Verlicht spanning:** Verlicht spanning en beklemming in de heupen en bilspieren.
- **Verbetert de mobiliteit:** Bevordert een betere mobiliteit van het heupgewricht.
- **Hulpmiddelen bij houding:** Bevordert een juiste uitlijning en houding.

De Seated Pigeon Pose is een effectieve stretch om de heupflexibiliteit te verbeteren en de spanning in de heupen en bilspieren te verlichten. Ga rechtop zitten, kruis één enkel over de tegenoverliggende knie en scharnier naar voren vanuit je heupen terwijl je een rechte ruggengraat behoudt. Houd de houding enkele ademhalingen vast voordat u van kant wisselt. Neem deze pose op in uw routine om de heupmobiliteit en het algehele welzijn te verbeteren.

Hoofdstuk 5: Balans- en stabiliteitshoudingen

Ondersteunde staande berghouding

De Supported Standing Mountain Pose, vaak aangepast voor stoelyoga, bevordert de stabiliteit, verbetert de houding en verbetert het algehele lichaamsbewustzijn. Zo kunt u dit effectief uitvoeren:

1. Startpositie

- **Sta rechtop:** Begin door achter een stevige stoel te gaan staan met uw voeten op heupbreedte uit elkaar.
- **Voeten plaatsing:** Zorg ervoor dat uw voeten parallel staan en stevig op de grond staan.

2. Gebruik van ondersteuning

- **Houd de stoel vast:** Plaats beide handen lichtjes op de rugleuning van de stoel voor ondersteuning en stabiliteit.

- **Verspreid gewicht:** Verdeel uw gewicht gelijkmatig tussen beide voeten en zorg ervoor dat u stevig op de grond staat.

3. Uitlijning

- **Wervelkolom en schouders:** Verleng uw ruggengraat en til deze op via de kruin van uw hoofd. Rol uw schouders naar achteren en naar beneden, weg van uw oren.
- **Kern betrekken:** Span uw buikspieren lichtjes aan om uw onderrug te ondersteunen.

4. Ademhalen

- **Diepe ademhalingen:** Adem diep in door je neus en breid je borst en buik uit. Adem langzaam en volledig uit door je mond en laat eventuele spanning los.

5. Mindfulness

- **Focus:** Houd een zachte blik vast of sluit voorzichtig uw ogen. Breng bewustzijn naar je lichaam en adem en blijf aanwezig in het moment.
- **Ontspanning:** Laat uw lichaam ontspannen in de steun van de stoel en de stabiliteit van de houding.

6. Houd de pose vast

- **Duur:** Blijf een aantal ademhalingen in de ondersteunde staande berghouding, of zo lang als comfortabel is. Focus op het behouden van een goede uitlijning en ontspanning.

7. Uit de houding komen

- **Laat gracieus los:** Om de houding te verlaten, laat u uw handen voorzichtig los van de stoel. Sta even rechtop en voel de effecten van de pose op je lichaam.

Voordelen

- **Houdingsverbetering:** Bevordert een goede uitlijning van de wervelkolom en schouders.
- **Stabiliteit en Balans:** Verbetert de stabiliteit en het evenwicht met de steun van de stoel.
- **Lichaamsbewustzijn:** Verhoogt het bewustzijn van de lichaamshouding en ademhaling.
- **Mindfulness-oefening:** Biedt de mogelijkheid voor bewuste aanwezigheid en ontspanning.

De Supported Standing Mountain Pose in stoelyoga biedt stabiliteit, verbetert de houding en vergroot het lichaamsbewustzijn. Gebruik de stoel voor ondersteuning terwijl u rechtop staat, waarbij u zich concentreert op uitlijning, diepe ademhaling en bewuste ontspanning. Neem deze pose op in je oefening om balans, stabiliteit en mindfulness te cultiveren in dagelijkse bewegingen.

Stoelondersteunde boomhouding

De Chair-Assisted Tree Pose is een aangepaste versie van de traditionele Tree Pose die ondersteuning biedt en de balans, kracht en concentratie verbetert. Hier ziet u hoe u dit effectief kunt uitvoeren met behulp van een stoel:

1. Startpositie

- **Sta rechtop:** Begin door achter een stevige stoel te gaan staan met uw voeten op heupbreedte uit elkaar.
- **Voeten plaatsing:** Zorg ervoor dat uw voeten parallel staan en stevig op de grond staan.

2. Gebruik van ondersteuning

- **Houd de stoel vast:** Plaats één hand lichtjes op de rugleuning van de stoel voor ondersteuning en stabiliteit.
- **Aarding:** Wortel door je staande voet naar beneden om een stabiele basis te creëren.

3. Boomhouding

- **Gewicht verschuiven:** Verplaats uw gewicht naar uw linkervoet.
- **Voet plaatsen:** Til uw rechtervoet van de grond en plaats de zool van uw rechtervoet tegen de binnenkant van uw linkerkuit of dij. Plaats hem niet direct op de knie om spanning te voorkomen.

4. Positie van de handen

- **Positie handen:** Breng uw handpalmen bij elkaar in uw hartcentrum (Namaste-positie) of strek uw armen boven uw hoofd voor evenwicht, terwijl u contact houdt met de stoel voor ondersteuning.

5. Afstemming en focus

- **Wervelkolom en schouders:** Verleng uw ruggengraat en til deze op via de kruin van uw hoofd. Rol uw schouders naar achteren en naar beneden, weg van uw oren.
- **Blik:** Zoek een centraal punt voor u om uw evenwicht en concentratie te behouden.

6. Ademhalen

- **Diepe ademhalingen:** Adem diep in door je neus en breid je borst en buik uit. Adem langzaam en

volledig uit door je mond, terwijl je tijdens de
hele houding een constante ademhaling behoudt.

7. Houd de houding vast

- **Duur:** Houd de stoelondersteunde boomhouding
  een aantal ademhalingen vast, of zo lang als
  comfortabel is. Focus op het behouden van een
  goede uitlijning, stabiliteit en ontspanning.

8. Van kant wisselen

- **Laat gracieus los:** Om van kant te wisselen, laat u
  uw opgeheven voet voorzichtig terug op de grond
  zakken. Neem even de tijd om jezelf stabiel te
  houden voordat je de pose aan de andere kant
  herhaalt.

Voordelen

- **Balansverbetering:** Verbetert het evenwicht en
  de stabiliteit met de steun van de stoel.
- **Krachtopbouw:** Versterkt de spieren van het
  staande been en de kern.
- **Concentratie:** Verhoogt de focus en concentratie
  terwijl je de pose vasthoudt.
- **Mindfulness-oefening:** Biedt de mogelijkheid
  voor bewuste aanwezigheid en ontspanning.

De Chair-Assisted Tree Pose is een nuttige yogapose voor het verbeteren van balans, kracht en concentratie. Gebruik de stoel voor ondersteuning terwijl u rechtop staat, waarbij u zich concentreert op uitlijning, diepe ademhaling en het behouden van stabiliteit. Neem deze pose op in je oefening om kracht op te bouwen, het evenwicht te verbeteren en mindfulness te cultiveren in dagelijkse bewegingen.

Zittende krijgerhoudingen

Zittende krijgerhoudingen zijn aanpassingen van traditionele staande krijgerhoudingen die zich richten op het opbouwen van kracht, stabiliteit en flexibiliteit terwijl je in een stoel zit. Hier is een overzicht van twee varianten:

1. Zittende krijger die ik poseer

Uitgangspositie:

- Ga rechtop zitten op een stevige stoel met uw voeten plat op de grond, op heupbreedte uit elkaar.
- Handen rusten lichtjes op uw dijen of knieën voor ondersteuning.

Pose-uitvoering:

- **Krijger I-opstelling:** Adem diep in en adem dan uit terwijl je je rechterbeen recht voor je uitstrekt.
- **Voet plaatsing:** Zet uw rechtervoet stevig op de grond, met de tenen naar voren gericht.
- **Beenpositionering:** Buig uw linkerknie en schuif uw voet iets naar achteren, waarbij u een comfortabele afstand tussen uw voeten behoudt.
- **Torso-uitlijning:** Draai uw bovenlichaam iets naar rechts en lijn uw borst uit over uw rechterdij.
- **Armbeweging:** Hef beide armen boven het hoofd, met de handpalmen naar elkaar gericht of de handen in gebedspositie (Namaste).
- **Uitstel:** Houd deze houding enkele ademhalingen vast, waarbij u zich concentreert op stabiliteit en diepe ademhaling.

2. Zittende Warrior II-houding

Uitgangspositie:

- Dezelfde initiële opstelling als Seated Warrior I Pose.

Pose-uitvoering:

- **Warrior II-opstelling:** Adem diep in en adem dan uit terwijl je je rechterbeen recht voor je uitstrekt.
- **Voet plaatsing:** Zet uw rechtervoet stevig op de grond, met de tenen naar voren gericht.
- **Beenpositionering:** Strek uw linkerbeen recht achter u uit, parallel aan de rugleuning van de stoel.
- **Torso-uitlijning:** Draai uw romp naar rechts en houd uw heupen naar voren gericht.
- **Armpositie:** Strek uw armen naar de zijkanten op schouderhoogte, met de handpalmen naar beneden gericht.
- **Blik:** Kijk over je rechter vingertoppen.
- **Uitstel:** Houd deze houding enkele ademhalingen vast, waarbij u zich concentreert op stabiliteit en diepe ademhaling.

Voordelen

- **Krachtopbouw:** Versterkt de benen, kern en armen.
- **Flexibiliteit:** Verbetert de flexibiliteit in de heupen en schouders.
- **Houdingsverbetering:** Verbetert de houding en uitlijning.

- **Mindfulness:** Bevordert mindfulness door gerichte ademhaling en concentratie.

Seated Warrior Poses passen traditionele staande houdingen aan voor stoelyoga en bieden voordelen op het gebied van kracht, stabiliteit, flexibiliteit en mindfulness. Oefen deze houdingen regelmatig om kracht in de benen en kern op te bouwen, de flexibiliteit te verbeteren, de houding te verbeteren en mindfulness te cultiveren in je yogapraktijk.

Zittende beenliften en -extensies

Seated Leg Lifts en Extensions zijn effectieve stoelyoga-oefeningen die de benen versterken, de flexibiliteit verbeteren en de bloedsomloop bevorderen. Zo voert u ze correct uit:

1. Zittende beenliften

Uitgangspositie:

- Ga rechtop zitten op een stevige stoel met uw voeten plat op de grond, op heupbreedte uit elkaar.
- Plaats uw handen op de zijkanten van de stoelzitting voor ondersteuning.

Uitvoering van de oefening:

- **Eén been optillen:** Adem diep in en adem dan uit terwijl je één been recht voor je optilt.
- **Houd het been recht:** Strek uw knie en richt uw tenen naar het plafond.
- **Uitstel:** Houd het opgeheven been een paar seconden vast, waarbij u uw dijspieren aanspant.
- **Onderbeen:** Laat je been langzaam weer op de grond zakken.
- **Herhalen:** Voer 8-10 herhalingen uit op elk been.

Voordelen: Versterkt de quadriceps, verbetert de beenflexibiliteit en verbetert de kernstabiliteit.

2. Zittende beenverlengingen

Uitgangspositie:

- Dezelfde initiële opstelling als zittende beenliften.

Uitvoering van de oefening:

- **Verleng één been:** Adem diep in en adem dan uit terwijl je één been recht voor je uitstrekt.
- **Punt tenen:** Richt uw tenen en houd de uitgestrekte positie een paar seconden vast.
- **Flexibele voet:** Buig uw voet en houd deze een paar seconden vast om de kuitspier te strekken.

- **Been terugbrengen:** Laat je been langzaam weer op de grond zakken.
- **Alternatieve benen:** Herhaal de beweging met het andere been.

Voordelen: Verbetert de flexibiliteit van de benen, rekt de kuitspieren en bevordert de bloedsomloop.

Tips voor beide oefeningen:

- **Ademhaling:** Coördineer uw bewegingen met uw ademhaling, adem in voordat u met de beweging begint en adem uit tijdens het tillen of strekken.
- **Houding:** Houd tijdens de oefening een rechtopstaande houding aan om de kernspieren te activeren en uw rug te ondersteunen.
- **Veiligheid:** Voer de oefeningen langzaam en gecontroleerd uit om overbelasting of letsel te voorkomen.

Seated Leg Lifts en Extensions zijn nuttige stoelyoga-oefeningen die de benen versterken, de flexibiliteit verbeteren en de bloedsomloop verbeteren. Neem deze oefeningen op in uw routine om kracht in de benen op te bouwen, de flexibiliteit te vergroten en het algehele welzijn te bevorderen. Begin met een comfortabel aantal herhalingen en verhoog geleidelijk naarmate u kracht en uithoudingsvermogen opbouwt.

Hoofdstuk 6: Kracht- en flexibiliteitshoudingen

Zittende stoelhouding

De Seated Chair Pose, een aangepaste versie van de traditionele Chair Pose, is een effectieve oefening voor het versterken van de benen, de romp en het verbeteren van de houding tijdens het zitten. Hier leest u hoe u het correct uitvoert:

1. Startpositie

- **Zit hoog:** Ga op een stevige stoel zitten met uw voeten plat op de grond, op heupbreedte uit elkaar.
- **Handen op de dijen**: Plaats uw handen lichtjes op uw dijen voor initiële ondersteuning.

2. Betrek Core

- **Activeer de kernspieren**: Betrek uw buikspieren om uw onderrug te ondersteunen.

- **Uitlijning van de wervelkolom:** Verleng uw ruggengraat en til deze op via de kruin van uw hoofd. Houd uw schouders ontspannen en laag.

3. Pose-uitvoering

- **Armen optillen en uitstrekken:** Adem diep in en adem dan uit terwijl je je armen naar voren strekt op schouderhoogte, evenwijdig aan de vloer. Als alternatief kun je je armen boven je hoofd heffen met de handpalmen naar elkaar gericht voor een diepere uitdaging.
- **Leun achterover:** Stel je voor dat je achterover in een onzichtbare stoel zit. Verplaats uw gewicht iets naar voren om uw dijen en bilspieren aan te spannen zonder van de stoel te komen.
- **Voeten positie:** Houd uw voeten op de grond en zorg ervoor dat uw knieën zich direct boven uw enkels bevinden.

4. Houd de pose vast

- **Diepe ademhalingen:** Haal langzaam en diep adem en houd de houding 5-10 ademhalingen vast, of zo lang als comfortabel is.
- **Focus:** Houd uw blik naar voren en behoud de betrokkenheid van uw kern, benen en armen.

5. Laat de pose los

- **Onderarmen**: Adem in terwijl je langzaam je armen naar je dijen laat zakken.
- **Ontspannen**: Adem uit en ontspan, keer terug naar de startpositie.

Voordelen

- **Versterkt de benen**: Bouwt kracht op in de quadriceps, hamstrings en bilspieren.
- **Kernbetrokkenheid**: Verbetert de kernstabiliteit en kracht.
- **Verbetert de houding**: Bevordert een betere houding en uitlijning.
- **Balans en stabiliteit**: Verbetert de balans en stabiliteit tijdens het zitten.

Tips

- **Ademhaling**: Coördineer uw bewegingen met uw ademhaling, adem in ter voorbereiding en adem uit terwijl u in de houding komt.
- **Veiligheid**: Voer de bewegingen langzaam en gecontroleerd uit, waarbij u spanning of ongemak vermijdt.
- **Aanpassing**: Als het lastig is om uw armen boven uw hoofd te tillen, houd ze dan naar voren gestrekt op schouderhoogte.

De Seated Chair Pose is een nuttige stoelyoga-oefening voor het versterken van de benen, de romp en het verbeteren van de houding. Ga rechtop zitten, strek uw armen uit, span uw kern aan en stel u voor dat u achterover in een onzichtbare stoel zit. Houd de pose vast met diepe ademhalingen en laat dan langzaam los. Neem deze pose op in uw routine om kracht op te bouwen, de stabiliteit te verbeteren en het algehele welzijn te bevorderen.

Zittende voorwaartse vouw met armstrekking

De zittende voorwaartse vouw met armstretch is een rustgevende en effectieve houding die de rug, schouders en hamstrings strekt en tegelijkertijd ontspanning bevordert. Hier leest u hoe u het correct uitvoert:

1. Startpositie

- **Zit hoog:** Ga op een stevige stoel zitten met uw voeten plat op de grond, op heupbreedte uit elkaar.
- **Handen op de dijen:** Plaats uw handen lichtjes op uw dijen voor ondersteuning.

2. Betrek Core

- **Kernspieren activeren:** Betrek uw buikspieren om uw onderrug te ondersteunen.
- **Uitlijning van de wervelkolom:** Verleng uw ruggengraat en til deze op via de kruin van uw hoofd. Houd uw schouders ontspannen en laag.

3. Voorwaartse vouwbeweging

- **Adem diep in:** Adem diep in en verleng je ruggengraat.
- **Adem uit om te vouwen:** Adem uit terwijl je vanuit je heupen naar voren scharniert en je borst naar je dijen reikt. Houd uw rug recht om te voorkomen dat uw wervelkolom rond wordt.

4. Armstrekken

- **Armen strekken:** Laat je armen naar de grond hangen of strek ze naar voren, reikend naar je voeten.
- **Ontspan schouders:** Zorg ervoor dat uw schouders ontspannen zijn en weg van uw oren.

5. Houd de houding vast

- **Diepe ademhalingen:** Haal langzaam en diep adem en houd de houding enkele ademhalingen vast. Laat je lichaam bij elke uitademing dieper in het stuk ontspannen.

- **Comfortniveau:** Ga slechts zover als comfortabel is, zonder inspanning. Je zou een lichte rek moeten voelen, geen pijn.

6. Laat de pose los

- **Adem in om op te staan:** Adem in terwijl je je romp langzaam weer rechtop tilt, waarbij je je kernspieren gebruikt voor ondersteuning.
- **Handen retourneren:** Plaats uw handen terug op uw dijen terwijl u terugkeert naar de startpositie.

Voordelen

- **Rekt terug:** Verlengt en rekt de spieren van de rug en wervelkolom.
- **Verlicht spanning:** Verlicht spanning in schouders en nek.
- **Verbetert de flexibiliteit:** Verbetert de flexibiliteit in de hamstrings en onderrug.
- **Bevordert ontspanning:** Bevordert ontspanning en diepe ademhaling, waardoor stress wordt verminderd.

Tips

- Ademhaling: Coördineer uw bewegingen met uw ademhaling, adem in om te verlengen en adem uit om naar voren te vouwen.
- **Steun:** Indien nodig kunt u een kussen of opgevouwen deken op uw dijen leggen voor extra ondersteuning.
- **Diepte van vouw:** Concentreer u op het scharnier op uw heupen in plaats van uw rug rond te maken om verder te reiken.

De zittende voorwaartse vouw met armstretch is een uitstekende stoelyogahouding om de rug, schouders en hamstrings te strekken en tegelijkertijd ontspanning te bevorderen. Ga rechtop zitten, scharnier naar voren vanuit je heupen en strek je armen naar de grond of naar voren. Houd de pose vast met diepe ademhalingen en ga dan langzaam terug naar de startpositie. Neem deze stretch op in uw routine om de flexibiliteit te verbeteren, spanning te verlichten en het algehele welzijn te verbeteren.

Zittende hamstringstretch

De Seated Hamstring Stretch is een eenvoudige en effectieve houding die zich richt op de hamstrings en de onderrug, waardoor de flexibiliteit wordt verbeterd en de spanning wordt verlicht. Hier leest u hoe u het correct uitvoert:

1. Startpositie

- **Zit hoog:** Ga op een stevige stoel zitten met uw voeten plat op de grond, op heupbreedte uit elkaar.
- **Handen op de dijen:** Plaats uw handen lichtjes op uw dijen voor ondersteuning.

2. Bereid je voor op de stretch

- **Kern betrekken:** Betrek uw buikspieren om uw onderrug te ondersteunen.
- **Verleng één been:** Strek uw rechterbeen recht voor u uit, plaats uw hiel op de grond met uw tenen naar boven gericht.

3. Rekbeweging

- **Adem diep in:** Adem diep in, verleng je ruggengraat en zit rechtop.

- **Scharnier bij heupen:** Adem uit terwijl je vanuit je heupen naar voren scharniert en je borst naar je gestrekte been reikt. Houd uw rug recht en vermijd een ronding van uw wervelkolom.

4. Reik naar je tenen

- **Handplaatsing:** Plaats uw handen op uw uitgestrekte been, op uw dij, scheenbeen of enkel, afhankelijk van uw flexibiliteit. Reik indien mogelijk naar uw tenen, maar vermijd overbelasting.
- **Ontspan schouders:** Houd uw schouders ontspannen en weg van uw oren.

5. Houd de stretch vast

- **Diepe ademhalingen:** Haal langzaam en diep adem en houd de rekoefening enkele ademhalingen vast. Laat je lichaam bij elke uitademing dieper in het stuk ontspannen.
- **Voel de rek:** Je zou een lichte rek langs de achterkant van je gestrekte been moeten voelen, vooral in de hamstrings.

6. Laat de stretch los

- **Adem in om op te staan:** Adem in terwijl je je romp langzaam weer rechtop tilt, waarbij je je kernspieren gebruikt voor ondersteuning.

- **Benen wisselen:** Breng uw rechterbeen terug naar de startpositie en herhaal het stuk met uw linkerbeen.

Voordelen

- **Verbetert de flexibiliteit:** Verhoogt de flexibiliteit in de hamstrings en onderrug.
- **Verlicht spanning:** Helpt spanning en beklemming in de benen en onderrug te verlichten.
- **Verbetert de bloedsomloop:** Bevordert een betere bloedtoevoer naar de benen.
- **Ondersteunt houding:** Bevordert een juiste uitlijning en houding.

Tips

- **Ademhaling:** Coördineer uw bewegingen met uw ademhaling, adem in om te verlengen en adem uit om naar voren te vouwen.
- **Steun:** Gebruik een yogaband of handdoek om je voet als je niet comfortabel bij je tenen kunt komen.
- **Diepte van rek:** Ga slechts zover als comfortabel is, zonder inspanning. Concentreer u op het gevoel van de rekoefening in plaats van op het bewegingsbereik.

De Seated Hamstring Stretch is een effectieve stoelyogahouding voor het verbeteren van de flexibiliteit en het verlichten van spanning in de hamstrings en onderrug. Ga rechtop zitten, strek één been en scharnier naar voren vanuit je heupen terwijl je je rug recht houdt. Houd het stuk vast met diepe ademhalingen en wissel dan van been. Neem deze stretch op in uw routine om de flexibiliteit te vergroten, spanning te verminderen en het algehele welzijn te ondersteunen.

Zittende schouder- en nekstrekkingen

Zittende schouder- en nekstrekoefeningen zijn uitstekend voor het verlichten van spanning, het verbeteren van de flexibiliteit en het bevorderen van ontspanning in het bovenlichaam. Zo voert u ze correct uit:

1. Startpositie

- **Zit hoog:** Ga op een stevige stoel zitten met uw voeten plat op de grond, op heupbreedte uit elkaar.
- **Handen op de dijen:** Plaats uw handen lichtjes op uw dijen voor eerste ondersteuning.
- **Ontspan schouders:** Laat je schouders ontspannen en wegzakken van je oren.

2. Schouderrollen

- **Inademen:** Adem diep in terwijl je je schouders naar je oren tilt.
- **Uitademen:** Adem uit terwijl je je schouders naar achteren en naar beneden rolt. Herhaal deze beweging 5-10 keer.
- **Richting:** Keer de richting om en rol uw schouders 5-10 keer naar voren.

3. Schouder stretch

- **Rechterarm over:** Strek uw rechterarm over uw borst op schouderhoogte.
- **Steunarm:** Gebruik uw linkerhand om uw rechterarm voorzichtig dichter naar uw borst te drukken.
- **Uitstel:** Houd het stuk 15-30 seconden vast, terwijl u uw schouders ontspannen houdt. Herhaal aan de andere kant.

4. Nekstretch - zijkant

- **Kantel hoofd:** Kantel uw hoofd langzaam naar rechts en breng uw rechteroor naar uw rechterschouder. Vermijd het optillen van uw schouders.
- **Assisteren met de hand:** Voor een diepere stretch plaatst u uw rechterhand voorzichtig op

de zijkant van uw hoofd en oefent u lichte druk
uit.

- **Uitstel:** Houd 15-30 seconden vast en voel de rek
langs de linkerkant van je nek. Herhaal aan de
linkerkant.

5. Nek strekken - naar voren

- **Kin tot borst:** Laat je kin langzaam naar je borst
zakken en voel de rek langs de achterkant van je
nek.
- **Ondersteuning met handen:** Voor extra
intensiteit plaats je je vingers achter je hoofd en
geleid je je hoofd voorzichtig naar beneden.
- **Uitstel:** Houd 15-30 seconden vast en houd uw
schouders ontspannen.

6. Nek stretch - rotatie

- **Hoofd draaien:** Draai je hoofd langzaam naar
rechts en kijk over je schouder.
- **Uitstel:** Houd 15-30 seconden vast en voel de rek
langs de zijkant van je nek. Herhaal aan de
linkerkant.

Voordelen

- **Verlicht spanning:** Verlicht de spanning in de schouders en nek, waardoor ongemak wordt verminderd.
- **Verbetert de flexibiliteit:** Verbetert de flexibiliteit en het bewegingsbereik van het bovenlichaam.
- **Bevordert ontspanning:** Bevordert ontspanning en stressverlichting door middel van zachte stretching.
- **Verbetert de houding:** Ondersteunt een betere houding door strakke spieren los te maken.

Tips

- **Ademhaling:** Coördineer uw bewegingen met uw ademhaling, adem in ter voorbereiding en adem uit terwijl u zich in elk stuk beweegt.
- **Zachte bewegingen:** Voer alle rekoefeningen langzaam en voorzichtig uit om spanning of letsel te voorkomen.
- **Samenhang:** Regelmatige beoefening kan helpen de flexibiliteit te behouden en chronische spanning te verminderen.

Zittende schouder- en nekstrekoefeningen zijn effectief voor het verlichten van spanning, het verbeteren van de flexibiliteit en het bevorderen van ontspanning in het bovenlichaam.

Begin met schouderrollen en ga dan verder met schouder- en nekstrekkingen, waarbij u elke positie 15-30 seconden vasthoudt. Neem deze rekoefeningen op in uw dagelijkse routine om de flexibiliteit van het bovenlichaam te verbeteren, spanning te verminderen en het algehele welzijn te ondersteunen.

Hoofdstuk 7: Cooling-down en ontspanning

Zachte cool-down-strekoefeningen

Zachte afkoeloefeningen helpen uw hartslag geleidelijk te verlagen, de flexibiliteit te verbeteren en de spierspanning te verminderen na een training of yogasessie. Hier is een uitgebreide gids voor het effectief uitvoeren van deze rekoefeningen:

1. Zittend naar voren klappen

- **Zit hoog:** Ga op een stevige stoel zitten met uw voeten plat op de grond, op heupbreedte uit elkaar.
- **Inademen:** Adem diep in om je wervelkolom te verlengen.
- **Uitademen:** Adem uit terwijl je vanuit je heupen naar voren scharniert en je borst naar je dijen reikt.
- **Ontspannen:** Laat je armen naar de grond hangen of op je benen rusten. Houd 15-30 seconden vast en adem diep in.

2. Zittende zijwaartse stretch

- **Stretch aan de rechterkant:** Ga rechtop zitten met de voeten plat op de grond. Strek uw rechterarm boven uw hoofd en leun voorzichtig naar links.
- **Uitstel:** Houd 15-30 seconden vast en voel de rek langs je rechterkant.
- **Van kant wisselen:** Herhaal aan de linkerkant.

3. Zittende wervelkolomdraaiing

- **Rechtse draai:** Ga rechtop zitten met de voeten plat op de grond. Plaats uw linkerhand op uw rechterknie en draai uw romp naar rechts, terwijl u over uw rechterschouder kijkt.
- **Uitstel:** Houd 15-30 seconden vast en adem diep in.
- **Van kant wisselen:** Herhaal aan de linkerkant.

4. Zittende hamstringstrekking

- **Been verlengen:** Strek uw rechterbeen recht voor u uit met uw hiel op de grond en de tenen naar boven gericht.
- **Inademen:** Adem in om je wervelkolom te verlengen.
- **Uitademen:** Adem uit terwijl je vanuit je heupen naar voren scharniert en naar je rechtervoet reikt. Houd 15-30 seconden vast.

- **Benen wisselen:** Herhaal met je linkerbeen.

5. Zittende kuitstretch

- **Stretch rechterkuit:** Strek uw rechterbeen uit en plaats uw hiel op de grond. Wikkel een handdoek of yogaband om je rechtervoet en trek je tenen voorzichtig naar je toe.
- **Uitstel:** Houd 15-30 seconden vast en voel de rek in je kuit.
- **Van kant wisselen:** Herhaal met je linkerbeen.

6. Zittende schouderstretch

- **Stretch rechterschouder:** Strek uw rechterarm over uw borst op schouderhoogte. Gebruik uw linkerhand om uw rechterarm voorzichtig naar uw borst te drukken.
- **Uitstel:** Houd 15-30 seconden vast.
- **Van kant wisselen:** Herhaal met je linkerarm.

7. Nek strekken

- **Stretch aan de rechterkant:** Kantel uw hoofd naar rechts en breng uw rechteroor naar uw rechterschouder.
- **Uitstel:** Houd 15-30 seconden vast en voel de rek aan de linkerkant van je nek.
- **Van kant wisselen:** Herhaal aan de linkerkant.

Voordelen

- **Geleidelijke afkoeling:** Helpt de hartslag geleidelijk te verlagen na lichamelijke activiteit.
- **Vermindert spierspanning:** Verlicht spierspanning en bevordert ontspanning.
- **Verbetert de flexibiliteit:** Verbetert de algehele flexibiliteit en het bewegingsbereik.
- **Bevordert ontspanning:** Stimuleert een staat van ontspanning en mindfulness.

Tips

- **Ademhaling:** Houd tijdens elk stuk langzaam en diep adem.
- **Zachte bewegingen:** Voer alle rekoefeningen voorzichtig uit en vermijd stuiterende of schokkende bewegingen.
- **Comfort:** Rek alleen uit tot een punt van lichte spanning, geen pijn.

Zachte afkoeloefeningen zijn essentieel om uw hartslag geleidelijk te verlagen, de spierspanning te verminderen en de flexibiliteit te verbeteren na een training of yogasessie. Voer elke rekoefening uit met gecontroleerde bewegingen en diepe ademhalingen, waarbij u elke positie 15-30 seconden vasthoudt. Neem deze rekoefeningen op in uw routine om ontspanning te bevorderen en het algehele welzijn te verbeteren.

Begeleide ontspanningstechnieken

Begeleide ontspanningstechnieken zijn krachtige hulpmiddelen om stress te verminderen, ontspanning te bevorderen en het algehele welzijn te verbeteren. Hier zijn enkele effectieve technieken om te oefenen:

1. Diep ademhalen

- **Zoek een comfortabele positie:** Ga zitten of liggen in een comfortabele houding.
- **Adem diep in:** Adem langzaam in door je neus, zodat je buik omhoog komt terwijl je je longen vult.
- **Langzaam uitademen:** Adem langzaam uit door je mond en laat je buik zakken. Herhaal dit gedurende 5-10 minuten, waarbij u zich concentreert op uw ademhaling.

2. Progressieve spierontspanning

- **Gespannen en loslaten:** Begin vanaf je tenen en werk je omhoog. Span elke spiergroep gedurende 5 seconden, laat vervolgens los en ontspan gedurende 15 seconden.
- **Spiergroepen:** Focus op voeten, kuiten, dijen, heupen, buik, borst, rug, armen, handen, nek en gezicht.

- **Ademhaling:** Coördineer met diep ademhalen, adem in als je gespannen bent en adem uit als je loslaat.

3. Begeleide beelden

- **Creëer een vredige scène:** Sluit je ogen en stel je een rustige plek voor, zoals een strand, bos of berg.
- **Betrek zintuigen:** Stel je de bezienswaardigheden, geluiden, geuren en sensaties voor van het zijn op deze plek.
- **Blijf gefocust:** Breng 5-10 minuten door ondergedompeld in deze scène, waarbij u zich concentreert op ontspanning en zintuiglijke details.

4. Lichaamsscan

- **Ga liggen:** Ga op je rug liggen in een comfortabele positie.
- **Focus op lichaamsdelen:** Begin bij je tenen en breng je aandacht naar elk deel van je lichaam, langzaam omhoog naar je hoofd.
- **Ontspan elk onderdeel:** Terwijl je je op elk onderdeel concentreert, ontspan je bewust en laat je alle spanning los. Besteed ongeveer 1-2 minuten aan elk lichaamsdeel.

5. Mindfulness-meditatie

- **Comfortabel zitten:** Ga in een comfortabele houding zitten met uw rug recht.
- **Focus op adem:** Sluit je ogen en breng je aandacht naar je ademhaling.
- **Observeer gedachten:** Laat gedachten komen en gaan zonder oordeel, en breng uw focus elke keer zachtjes terug naar uw ademhaling.
- **Duur:** Oefen gedurende 10-20 minuten, en verhoog geleidelijk naarmate u zich meer op uw gemak voelt.

Voordelen

- **Vermindert stress:** Verlaagt het stressniveau en bevordert een gevoel van rust.
- **Verbetert de focus:** Verbetert de concentratie en mindfulness.
- **Bevordert ontspanning:** Stimuleert fysieke en mentale ontspanning.
- **Verbetert het welzijn:** Verbetert het algehele mentale en emotionele welzijn.

Tips

- **Samenhang:** Oefen regelmatig voor het beste resultaat.

- **Omgeving:** Kies een rustige, comfortabele omgeving zonder afleiding.
- **Comfort:** Gebruik kussens, dekens of andere rekwisieten om het jezelf comfortabel te maken.
- **Begeleide audio:** Overweeg het gebruik van begeleide audio-opnamen of apps om te helpen met ontspanningstechnieken.

Begeleide ontspanningstechnieken, waaronder diepe ademhaling, progressieve spierontspanning, geleide beelden, lichaamsscans en mindfulness-meditatie, zijn effectieve methoden om stress te verminderen en ontspanning te bevorderen. Oefen deze technieken regelmatig in een comfortabele, afleidingsvrije omgeving om het algehele welzijn te verbeteren en een staat van kalmte en ontspanning te bereiken.

Diepe ademhaling en meditatie

Diepe ademhaling en meditatie zijn krachtige praktijken die helpen stress te verminderen, de mentale helderheid te verbeteren en ontspanning te bevorderen. Zo kunt u ze effectief uitvoeren:

1. Diep ademhalen

Doel: Diep ademhalen helpt het bloed van zuurstof te voorzien, het zenuwstelsel te kalmeren en stress te verminderen.

Stappen:

1. **Zoek een comfortabele positie:** Ga in een comfortabele houding zitten of liggen met uw rug recht en uw schouders ontspannen.
2. **Adem diep in:** Adem langzaam en diep in door je neus, zodat je buik omhoog komt terwijl je je longen vult.
3. **Uitstel:** Houd de adem 3-5 seconden vast.
4. **Langzaam uitademen:** Adem langzaam uit door je mond en laat je buik zakken. Zorg ervoor dat de uitademing langer duurt dan de inademing.
5. **Herhalen:** Ga door met deze cyclus gedurende 5-10 minuten, waarbij u zich concentreert op uw ademhaling en uw lichaam bij elke uitademing laat ontspannen.

Tips:

- **Focus op adem:** Concentreer je op het gevoel van de adem die je lichaam binnenkomt en verlaat.
- **Blijf ontspannen:** Houd uw lichaam ontspannen en vermijd het aanspannen van spieren.
- **Oefen regelmatig:** Probeer elke dag een paar minuten diep adem te halen om een gewoonte op te bouwen.

2. Meditatie

Doel: Meditatie helpt de aandacht en het bewustzijn te trainen, waardoor een mentaal heldere en emotioneel kalme toestand wordt bereikt.

Stappen:

1. **Kies een rustige ruimte:** Zoek een rustige en comfortabele plek waar u niet gestoord wordt.
2. **Comfortabele positie:** Ga zitten of liggen in een comfortabele houding. Je kunt met gekruiste benen op de grond zitten of in een stoel met je voeten plat op de grond.
3. **Sluit je ogen:** Sluit voorzichtig uw ogen om afleiding te minimaliseren.
4. **Focus op adem:** Breng uw aandacht naar uw ademhaling en merk de in- en uitademing op. Je kunt je ook concentreren op een woord of zin, ook wel een mantra genoemd.
5. **Laat gedachten voorbijgaan:** Als je gedachten afdwalen, breng je aandacht dan zachtjes terug naar je ademhaling of mantra, zonder oordeel.
6. **Duur:** Begin met 5-10 minuten en verhoog geleidelijk de duur naarmate u zich meer op uw gemak voelt met de oefening.

Tips:

- **Samenhang:** Oefen meditatie elke dag op hetzelfde tijdstip om een routine te ontwikkelen.
- **Wees geduldig:** Het is normaal dat de geest afdwaalt. Breng uw focus elke keer eenvoudig terug naar uw ademhaling of mantra.
- **Gebruik begeleide meditatie:** Overweeg het gebruik van begeleide meditatie-apps of opnames om je te helpen gefocust te blijven.

Voordelen

- **Vermindert stress:** Beide praktijken helpen het stressniveau te verlagen en ontspanning te bevorderen.
- **Verbetert mentale helderheid:** Verbetert de focus, concentratie en mentale helderheid.
- **Bevordert emotionele gezondheid:** Ondersteunt het emotioneel welzijn door angst te verminderen en een gevoel van kalmte te bevorderen.
- **Verbetert de slaap:** Kan de slaapkwaliteit verbeteren door ontspanning vóór het slapengaan te bevorderen.

Diepe ademhaling en meditatie zijn effectieve technieken om stress te verminderen, de mentale helderheid te verbeteren en ontspanning te bevorderen. Oefen diep ademhalen door je te concentreren op langzame, gecontroleerde ademhalingen, en doe aan meditatie door de aandacht op je ademhaling of een mantra te houden. Neem deze praktijken op in uw dagelijkse routine om het algehele welzijn te verbeteren en een staat van kalmte en ontspanning te bereiken.

Hoofdstuk 8: Speciale overwegingen

Stoelyoga voor artritis

Stoelyoga is een uitstekende oefeningsoptie voor mensen met artritis. Het biedt een zachte manier om de flexibiliteit, kracht en mobiliteit te verbeteren zonder de gewrichten overmatig te belasten.

1. Voordelen van stoelyoga voor artritis

- **Verbetert de flexibiliteit:** Helpt de gewrichtsflexibiliteit te behouden of te verbeteren, wat cruciaal is voor de behandeling van artritis.
- **Verbetert de kracht:** Bouwt spierkracht rond de gewrichten op, biedt betere ondersteuning en vermindert pijn.
- **Verhoogt de mobiliteit:** Bevordert de beweeglijkheid van de gewrichten en vermindert de stijfheid, waardoor dagelijkse activiteiten gemakkelijker worden.

- **Vermindert pijn:** Zachte bewegingen en
  rekoefeningen kunnen artritisgerelateerde pijn
  helpen verlichten.
- **Bevordert ontspanning:** Vermindert stress en
  bevordert het algehele welzijn, wat de
  pijnperceptie kan verbeteren.

2. Voorzorgsmaatregelen

- **Raadpleeg uw arts:** Voordat u met een nieuw
  oefenprogramma begint, dient u uw arts te
  raadplegen om er zeker van te zijn dat het veilig
  is voor uw aandoening.
- **Luister naar je lichaam:** Let op hoe je lichaam
  aanvoelt. Vermijd bewegingen die pijn of
  ongemak veroorzaken.
- **Wijzig indien nodig:** Gebruik aanpassingen die
  passen bij uw vaardigheidsniveau en comfort.
  Het is belangrijk om houdingen aan te passen om
  te voorkomen dat je gewrichten overbelast raken.

3. Aanbevolen houdingen

Hier zijn enkele stoelyoga-houdingen die vooral gunstig
zijn voor mensen met artritis:

1. Zittende berghouding (Tadasana)

- **Zit hoog:** Ga op de stoel zitten met de voeten
  plat op de grond, op heupbreedte uit elkaar.

- **Uitlijning:** Verleng uw ruggengraat, rol uw schouders naar achteren en ontspan ze.
- **Ademhaling:** Haal diep adem en voel de uitzetting in je borst en buik.

2. Zittende kat-koe stretch

- **Kat pose:** Adem uit en rond je rug, terwijl je je kin naar je borst duwt.
- **Koe houding:** Adem in en buig je rug, til je borst op en kijk omhoog.
- **Herhalingen:** Herhaal dit gedurende 5-10 ademhalingen, waarbij je soepel tussen de houdingen beweegt.

3. Zittend naar voren klappen

- **Scharnier bij heupen:** Adem diep in en adem dan uit terwijl je vanuit je heupen naar voren scharniert en je borst naar je dijen reikt.
- **Ontspannen:** Laat je armen naar de grond hangen of op je benen rusten. Houd 15-30 seconden vast.

4. Zittende knielift

- **Been optillen:** Adem in en til je rechterknie naar je borst, terwijl je hem met je handen vasthoudt.

- **Uitstel:** Houd een paar ademhalingen vast en laat dan je been zakken. Herhaal met het linkerbeen.

5. Zittende schouder- en nekstrekkingen

- **Schouder stretch:** Breng uw rechterarm over uw borst en houd deze vast met uw linkerhand. Houd dit 15-30 seconden vast en wissel dan van kant.
- **Nek stretch:** Kantel uw hoofd naar rechts en breng uw oor naar uw schouder. Houd dit 15-30 seconden vast en wissel dan van kant.

4. Tips voor het beoefenen van stoelyoga met artritis

- **Opwarmen:** Begin altijd met een rustige warming-up om uw gewrichten voor te bereiden op beweging.
- **Blijf gehydrateerd:** Drink water voor, tijdens en na je training om gehydrateerd te blijven.
- **Gebruik rekwisieten:** Gebruik yogariemen, kussens of opgerolde handdoeken voor extra ondersteuning en comfort.
- **Regelmatig oefenen:** Consistentie is de sleutel. Probeer meerdere keren per week stoelyoga te beoefenen om de beste resultaten te zien.
- **Afkoelen:** Sluit af met zachte afkoeloefeningen en diepe ademhaling om uw spieren en gewrichten te ontspannen.

Stoelyoga is een effectieve en toegankelijke vorm van beweging voor mensen met artritis. Het helpt de flexibiliteit, kracht en mobiliteit te verbeteren, terwijl het de pijn vermindert en ontspanning bevordert. Raadpleeg altijd uw arts voordat u begint, luister naar uw lichaam en pas indien nodig de houding aan. Regelmatige beoefening van stoelyoga kan de levenskwaliteit van mensen met artritis aanzienlijk verbeteren.

Stoelyoga tegen rugpijn

Stoelyoga is een uitstekende optie voor mensen met rugpijn. Het biedt zachte rek- en versterkende oefeningen die kunnen helpen ongemak te verlichten, de houding te verbeteren en de flexibiliteit te vergroten.

1. Voordelen van stoelyoga voor rugpijn

- **Vermindert pijn:** Zachtjes strekken en versterken kan rugpijn en ongemak verlichten.
- **Verbetert de houding:** Bevordert een betere houding door de spieren te versterken die de wervelkolom ondersteunen.
- **Verbetert de flexibiliteit:** Verhoogt de flexibiliteit in de wervelkolom en de omliggende spieren, waardoor de stijfheid wordt verminderd.

- **Versterkt de kern:** Bouwt kernkracht op, wat cruciaal is voor het ondersteunen van de onderrug.
- **Bevordert ontspanning:** Vermindert stress en spanning, die kunnen bijdragen aan rugpijn.

2. Voorzorgsmaatregelen

- **Raadpleeg uw arts:** Raadpleeg altijd uw arts voordat u met een nieuw trainingsregime begint, vooral als u chronische rugpijn heeft.
- **Luister naar je lichaam:** Vermijd bewegingen die pijn of ongemak veroorzaken. Voer oefeningen alleen uit binnen je comfortzone.
- **Wijzig indien nodig:** Gebruik aanpassingen en rekwisieten om ervoor te zorgen dat de oefeningen veilig en comfortabel zijn voor uw rug.

3. Aanbevolen houdingen

Hier zijn enkele stoelyoga-houdingen die specifiek gunstig zijn voor het verlichten van rugpijn:

1. Zittende kat-koe stretch

- **Kat pose:** Adem uit en rond je rug, steek je kin naar je borst en trek je navel naar je ruggengraat.
- **Koe houding:** Adem in en buig je rug, til je borst op en kijk iets naar boven.

- **Herhalingen:** Herhaal dit gedurende 5-10 ademhalingen, waarbij je soepel tussen de houdingen beweegt.

2. Zittend naar voren klappen

- **Scharnier bij heupen:** Ga rechtop zitten, adem dan uit en buig naar voren vanuit je heupen, waarbij je je borst naar je dijen reikt.
- **Ontspannen:** Laat je armen naar de grond hangen of op je benen rusten. Houd 15-30 seconden vast en adem diep in.

3. Zittende wervelkolomdraaiing

- **Draai naar rechts:** Ga rechtop zitten met de voeten plat op de grond. Plaats uw linkerhand op uw rechterknie en draai uw romp naar rechts, terwijl u over uw rechterschouder kijkt.
- **Uitstel:** Houd 15-30 seconden vast en adem diep in.
- **Van kant wisselen:** Herhaal aan de linkerkant.

4. Zittende zijwaartse stretch

- **Stretch aan de rechterkant:** Ga rechtop zitten met de voeten plat op de grond. Strek uw rechterarm boven uw hoofd en leun voorzichtig naar links.

- **Uitstel:** Houd 15-30 seconden vast en voel de rek langs je rechterkant.
- **Van kant wisselen:** Herhaal aan de linkerkant.

5. Zittende stretch van knie tot borst

- **Rechterknie:** Ga rechtop zitten en adem in terwijl je je rechterknie naar je borst tilt en deze met je handen vasthoudt.
- **Uitstel:** Houd een paar ademhalingen vast en houd uw rug recht.
- **Van kant wisselen:** Herhaal met je linkerknie.

6. Zittende bekkenkantelingen

- **Voorwaartse kanteling:** Ga rechtop zitten en kantel uw bekken voorzichtig naar voren, waarbij u uw onderrug lichtjes buigt.
- **Achterwaartse kanteling:** Kantel vervolgens uw bekken naar achteren en maak uw onderrug iets rond.
- **Herhalingen:** Herhaal dit gedurende 5-10 ademhalingen, waarbij u soepel tussen de kantelingen beweegt.

4. Tips voor het beoefenen van stoelyoga met rugpijn

- **Opwarmen:** Begin altijd met een rustige warming-up om uw rug voor te bereiden op beweging.
- **Blijf gehydrateerd:** Drink water voor, tijdens en na je training.
- **Gebruik rekwisieten:** Gebruik kussens, opgerolde handdoeken of yogariemen voor extra ondersteuning.
- **Regelmatig oefenen:** Probeer regelmatig stoelyoga te beoefenen, bij voorkeur meerdere keren per week, voor het beste resultaat.
- **Afkoelen:** Sluit af met zachte afkoeloefeningen en diepe ademhaling om uw rugspieren te ontspannen.

Stoelyoga is een veilige en effectieve manier om rugpijn te beheersen door middel van zachte rek- en versterkingsoefeningen. Deze houdingen verbeteren de flexibiliteit, houding en kernkracht, terwijl ze de pijn verminderen en ontspanning bevorderen. Raadpleeg altijd uw arts voordat u begint, luister naar uw lichaam en gebruik indien nodig aanpassingen. Regelmatige beoefening kan uw ruggezondheid en algeheel welzijn aanzienlijk verbeteren.

Stoelyoga voor cardiovasculaire gezondheid

Stoelyoga is een effectieve en toegankelijke vorm van lichaamsbeweging om de cardiovasculaire gezondheid te verbeteren. Het gaat om zachte bewegingen en houdingen die kunnen helpen de hartfunctie te verbeteren, de bloedsomloop te verbeteren en stress te verminderen.

1. Voordelen van stoelyoga voor de cardiovasculaire gezondheid

- **Verbetert de bloedsomloop:** Zachte bewegingen verbeteren de bloedstroom door het hele lichaam.
- **Versterkt het hart:** Regelmatige beoefening kan helpen de hartspier te versterken en de algehele cardiovasculaire functie te verbeteren.
- **Verlaagt de bloeddruk:** Helpt de bloeddruk te verlagen door middel van ontspannings- en stressverminderende technieken.
- **Verbetert de longcapaciteit:** Bevordert een diepere ademhaling, wat de longfunctie verbetert en het bloed van zuurstof voorziet.
- **Vermindert stress:** Verlaagt het stressniveau, wat gunstig is voor de gezondheid van het hart.

2. Voorzorgsmaatregelen

- **Raadpleeg uw arts:** Raadpleeg altijd uw arts voordat u met een nieuw trainingsprogramma begint, vooral als u een hartaandoening heeft.
- **Luister naar je lichaam:** Vermijd bewegingen die ongemak of pijn veroorzaken. Voer alleen oefeningen uit die binnen uw comfortniveau vallen.
- **Wijzig indien nodig:** Gebruik aanpassingen en rekwisieten om ervoor te zorgen dat de oefeningen veilig en comfortabel zijn.

3. Aanbevolen houdingen

Hier zijn enkele stoelyogahoudingen die bijzonder gunstig zijn voor de cardiovasculaire gezondheid:

1. Zittend marcheren

- **Zit hoog:** Ga op de stoel zitten met de voeten plat op de grond, op heupbreedte uit elkaar.
- **Maart op zijn plaats:** Til uw rechterknie op naar uw borst, laat hem vervolgens zakken en til uw linkerknie op. Blijf afwisselend gedurende 1-2 minuten.
- **Armbewegingen:** Voor extra intensiteit pomp je je armen terwijl je marcheert.

2. Zittende Jumping Jacks

- **Zit hoog:** Ga op de stoel zitten met de voeten bij elkaar.
- **Armbewegingen:** Hef uw armen boven uw hoofd terwijl u uw benen naar de zijkanten spreidt.
- **Terug naar begin:** Laat je armen zakken en breng je benen weer bij elkaar. Herhaal gedurende 1-2 minuten.

3. Zittende zijwaartse buigingen

- **Stretch aan de rechterkant:** Ga rechtop zitten met de voeten plat op de grond. Strek uw rechterarm boven uw hoofd en leun voorzichtig naar links.
- **Uitstel:** Houd 15-30 seconden vast en keer dan terug naar de startpositie.
- **Van kant wisselen:** Herhaal aan de linkerkant.

4. Zittende beenliften

- **Rechterbeen optillen:** Ga rechtop zitten en til uw rechterbeen recht voor u uit, parallel aan de vloer.
- **Uitstel:** Houd een paar seconden vast en laat het dan weer zakken.
- **Herhalingen:** Herhaal 10-15 keer voor elk been.

5. Zittende torsodraaiingen

- **Draai naar rechts:** Ga rechtop zitten met de voeten plat op de grond. Plaats uw linkerhand op uw rechterknie en draai uw romp naar rechts, terwijl u over uw rechterschouder kijkt.
- **Uitstel:** Houd 15-30 seconden vast en adem diep in.
- **Van kant wisselen:** Herhaal aan de linkerkant.

6. Zittende armcirkels

- **Armen strekken:** Ga rechtop zitten en strek uw armen op schouderhoogte naar de zijkanten.
- **Kleine cirkels:** Maak kleine cirkels met je armen gedurende 30 seconden en keer vervolgens de richting nog eens 30 seconden om.

4. Tips voor het beoefenen van stoelyoga voor de cardiovasculaire gezondheid

- **Opwarmen:** Begin altijd met een rustige warming-up om uw lichaam voor te bereiden op de training.
- **Blijf gehydrateerd:** Drink water voor, tijdens en na je training.
- **Haal diep adem:** Concentreer u tijdens uw oefening op een diepe, ritmische ademhaling om de zuurstofinname te maximaliseren.

- **Regelmatig oefenen:** Probeer regelmatig stoelyoga te beoefenen, idealiter meerdere keren per week, om verbeteringen in de cardiovasculaire gezondheid te zien.
- **Afkoelen:** Sluit af met zachte afkoeloefeningen en diepe ademhaling om uw spieren te ontspannen en uw hartslag te verlagen.

Stoelyoga is een effectieve oefening met weinig impact om de cardiovasculaire gezondheid te verbeteren. Het verbetert de bloedsomloop, versterkt het hart, verlaagt de bloeddruk en bevordert ontspanning.

Raadpleeg altijd uw arts voordat u begint, luister naar uw lichaam en gebruik indien nodig aanpassingen. Regelmatige beoefening van stoelyoga kan de gezondheid van uw hart en uw algehele welzijn aanzienlijk ten goede komen.

Poses aanpassen aan individuele behoeften

Het aanpassen van yogahoudingen aan de individuele behoeften is essentieel voor een veilige en effectieve beoefening, vooral als je rekening houdt met fysieke beperkingen, blessures of gezondheidsproblemen. Zo kun je houdingen effectief aanpassen:

1. Overleg

- **Beoordeel behoeften:** Begrijp de fysieke capaciteiten, beperkingen en eventuele specifieke gezondheidsproblemen van het individu.
- **Gezondheidsoverwegingen:** Houd rekening met factoren zoals artritis, rugpijn, gewrichtsproblemen of cardiovasculaire aandoeningen waarvoor mogelijk aanpassingen nodig zijn.
- **Raadpleeg professionals:** Vraag advies aan zorgverleners of gekwalificeerde yoga-instructeurs om de veiligheid en geschiktheid van aanpassingen te garanderen.

2. Algemene principes voor het aanpassen van houdingen

- **Wijzig de intensiteit:** Pas de intensiteit van houdingen aan door het bewegingsbereik te verminderen of rekwisieten te gebruiken ter ondersteuning.
- **Gebruik rekwisieten:** Gebruik rekwisieten zoals stoelen, blokken, kussens of riemen om de juiste uitlijning en stabiliteit te vergemakkelijken.
- **Focus op uitlijning:** Benadruk de juiste uitlijning om spanning of letsel te voorkomen.

- **Moedig comfort aan:** Moedig comfort en gemak aan gedurende de hele praktijk, zodat individuen binnen hun comfortzone kunnen werken.

3. Voorbeelden van aanpassingen

Hier zijn voorbeelden van hoe je algemene yogahoudingen kunt aanpassen aan individuele behoeften:

1. Zittend naar voren klappen

- **Normale houding:** Strek beide benen recht naar voren, scharnier op de heupen om naar voren te vouwen.
- **Aanpassing:** Buig de knieën lichtjes of gebruik een riem om de voeten om zonder spanning naar voren te reiken.

2. Naar beneden gerichte hond (Adho Mukha Svanasana)

- **Normale houding:** Handen en voeten op de vloer, heupen hoog in omgekeerde V-vorm.
- **Aanpassing:** Plaats uw handen op de zitting van de stoel, loop met uw voeten naar achteren om de uitlijning te behouden en de druk op de polsen te verminderen.

3. Strijder II (Virabhadrasana II)

- **Normale houding**: Voeten wijd uit elkaar, armen gestrekt, voorste knie gebogen, blik over de voorste hand.
- **Aanpassing:** Verkort de houding, verminder de diepte van de kniebuiging, gebruik een stoel voor evenwicht of ondersteuning indien nodig.

4. Kinderhouding (Balasana)

- **Normale houding**: Kniel, ga met de heupen naar achteren op de hielen zitten, strek de armen naar voren, voorhoofd naar de grond.
- **Aanpassing:** Plaats een kussen of kussen tussen de dijen en kuiten om de spanning te verminderen, of houd de heupen hoger.

5. Richtlijnen voor het oefenen van aangepaste houdingen

- **Bewustzijn:** Moedig individuen aan om naar hun lichaam te luisteren en vermijd het overschrijden van comfortabele grenzen.
- **Ademhaling:** Benadruk een diepe, stabiele ademhaling om de ontspanning en focus tijdens houdingen te verbeteren.
- **Samenhang:** Oefen regelmatig om kracht, flexibiliteit en vertrouwdheid met aangepaste houdingen op te bouwen.

- **Progressie:** Verhoog geleidelijk de moeilijkheidsgraad of het bewegingsbereik naarmate de kracht en flexibiliteit verbeteren.

5. Belang van een geïndividualiseerde aanpak

- **Personalisatie:** De behoeften en capaciteiten van elke persoon variëren, dus gepersonaliseerde aanpassingen zorgen voor veiligheid en effectiviteit.
- **Machtiging:** Aanpassingen stellen individuen in staat volledig deel te nemen aan de yogabeoefening en tegelijkertijd de behoeften van hun lichaam te respecteren.
- **Ondersteuning voor instructeurs:** Vraag om advies van deskundige instructeurs die op maat gemaakte aanpassingen en ondersteuning kunnen bieden.

Het aanpassen van yogahoudingen aan individuele behoeften omvat het aanpassen van de intensiteit, het gebruik van rekwisieten voor ondersteuning en het focussen op de juiste uitlijning om tegemoet te komen aan fysieke beperkingen of gezondheidsproblemen. Overleg met zorgprofessionals en gekwalificeerde instructeurs zorgt voor veiligheid en effectiviteit in de praktijk. Moedig een persoonlijke aanpak aan die comfort, afstemming en geleidelijke progressie bevordert om individuen te ondersteunen tijdens hun yogareis.

Hoofdstuk 9: Uw routine creëren

Voorbeeld van stoelyogaroutines

Stoelyoga-routines zijn ontworpen om toegankelijk en nuttig te zijn voor individuen van alle leeftijden en fysieke capaciteiten. Hier zijn twee uitgebreide routines die verschillende aspecten van de beoefening van stoelyoga behandelen:

Routine 1

Zachte stretching en ontspanning

Duur: Ongeveer 20-30 minuten

1. Zittende warming-up (5 minuten)

- Ga comfortabel op de stoel zitten met de voeten plat op de vloer.
- **Nekrollen:** Rol je nek langzaam in cirkels, eerst met de klok mee en dan tegen de klok in.

- **Schouderrollen:** Til uw schouders op richting
  uw oren en rol ze vervolgens naar achteren en
  naar beneden.
- **Pols- en enkelcirkels:** Draai uw polsen en enkels
  in zachte cirkels.

2. Diepe ademhaling (3 minuten)

- Ga rechtop zitten, sluit je ogen en adem
  langzaam en diep in en uit door je neus.
- Adem diep in gedurende 4 tellen, houd 2 tellen
  vast, adem 6 tellen uit. Herhaal dit gedurende 3
  cycli.

3. Rekken van het bovenlichaam (5 minuten)

- **Zittende kat-koe stretch:** Adem in, buig je rug
  en kijk omhoog (koe), adem uit, rond je
  ruggengraat en stop je kin (kat). Herhaal dit
  gedurende 5 cycli.
- **Zittende zijwaartse stretch:** Strek uw
  rechterarm boven uw hoofd en leun voorzichtig
  naar links. Houd dit 15-20 seconden vast en
  wissel dan van kant.

4. Rekken van het onderlichaam (5 minuten)

- **Zittend voorwaarts vouwen:** Scharnier naar
  voren vanuit je heupen en reik met je handen

naar je voeten of schenen. Houd 20-30 seconden
vast.

- **Zittend van knie tot borst:** Til uw rechterknie
  naar uw borst en knuffel hem met beide handen.
  Houd dit 15-20 seconden vast en wissel dan van
  been.

5. Mindfulness en ontspanning (7 minuten)

- **Begeleide beelden:** Sluit je ogen, stel je een
  rustige plek voor en concentreer je gedurende 3
  minuten op je ademhaling.
- **Lichaamsscan:** Begin bij je tenen en breng het
  bewustzijn naar elk deel van je lichaam, ontspan
  en laat spanning los.

6. Afsluiting (5 minuten)

- Ga rustig zitten, haal een paar keer diep adem en
  open voorzichtig je ogen.
- Denk na over hoe je je voelt na de oefening en
  stel een positieve intentie voor de dag.

Routinematig 2
Kracht- en balansfocus
Duur: Ongeveer 25-35 minuten

1. Zittende warming-up (5 minuten)

- Herhaal de warming-upoefeningen uit Routine 1.

2. Zachte beweging en balans (10 minuten)

- **Zittende berghouding:** Ga rechtop zitten, plaats uw voeten op de grond en reik uw armen boven uw hoofd. Houd 30 seconden vast.
- **Zittende beenliften:** Strek uw rechterbeen naar voren, houd dit een paar seconden vast en laat het dan zakken. Herhaal op het linkerbeen voor 10 herhalingen aan elke kant.
- **Stoelondersteunde boomhouding:** Houd de rugleuning van de stoel vast en plaats uw rechtervoet op uw linker binnenkant van het dijbeen of de kuit. Houd dit 30 seconden vast en wissel dan van kant.

3. Krachtopbouw (10 minuten)

- **Zittende krijgerhoudingen:** Ga naar voren op de stoel zitten, strek uw rechterbeen opzij en buig uw linkerknie. Houd dit 30 seconden vast en wissel dan van kant.
- **Zittende stoelhouding:** Ga rechtop zitten, buig je knieën en laat je heupen zakken alsof je in een denkbeeldige stoel zit. Houd 20-30 seconden vast.

4. Cooling-down en ontspanning (5 minuten)

- **Zachte cool-down-strekoefeningen:** Voer zachte rekoefeningen uit voor de armen, benen en rug om de spieren te ontspannen.
- **Diepe ademhaling:** Sluit af met 2-3 minuten diepe ademhalingsoefeningen om ontspanning en kalmte te bevorderen.

Tips voor het beoefenen van stoelyogaroutines

- **Wijzig indien nodig:** Pas houdingen en bewegingen aan volgens uw comfortniveau en fysieke mogelijkheden.
- **Samenhang:** Oefen regelmatig stoelyoga-routines, met als doel meerdere keren per week de voordelen te ervaren.
- **Blijf gehydrateerd:** Drink water voor en na je training om gehydrateerd te blijven.
- **Luister naar je lichaam:** Eer alle sensaties of beperkingen die uw lichaam tijdens de oefening communiceert.

Stoelyoga-routines bieden een verscheidenheid aan oefeningen en rekoefeningen die kunnen worden aangepast aan de individuele behoeften en voorkeuren. Deze routines bevorderen ontspanning, verbeteren de flexibiliteit, bouwen kracht op en verbeteren het algehele welzijn. Neem stoelyoga op in uw dagelijkse of wekelijkse routine en geniet van de fysieke, mentale en emotionele voordelen die het biedt.

Uw praktijk aanpassen

Door uw yogapraktijk aan te passen, kunt u oefeningen en routines afstemmen op uw individuele behoeften, voorkeuren en doelen. Hier leest u hoe u uw stoelyoga-oefening effectief kunt personaliseren:

1. Beoordeel uw behoeften

- **Fysieke conditie:** Houd rekening met eventuele fysieke beperkingen, verwondingen of gezondheidsproblemen die van invloed kunnen zijn op uw praktijk.
- **Doelen:** Bepaal wat u met uw yogapraktijk wilt bereiken, zoals het verbeteren van de flexibiliteit, het verminderen van stress of het beheersen van specifieke gezondheidsproblemen.
- **Voorkeuren:** Identificeer de soorten oefeningen of houdingen die u leuk vindt en nuttig vindt.

2. Pas houdingen en oefeningen aan

- **Wijzig de intensiteit:** Pas de intensiteit van houdingen aan door het bewegingsbereik, de duur of herhalingen te verminderen of te vergroten.
- **Gebruik rekwisieten:** Gebruik rekwisieten zoals stoelen, kussens, riemen of blokken om de

stabiliteit en uitlijning in houdingen te
ondersteunen.

- **Ontdek variaties:** Experimenteer met
verschillende variaties van houdingen om te
ontdekken wat voor jou het meest comfortabel en
effectief voelt.

3. Aandachtsgebieden voor maatwerk

- **Krachtopbouw:** Neem houdingen op die zich
richten op specifieke spiergroepen om kracht op
te bouwen, zoals stoelondersteunde squats of
aangepaste krijgerhoudingen.
- **Flexibiliteit:** Gebruik rekoefeningen die zich
richten op het verbeteren van de flexibiliteit in
gebieden zoals de wervelkolom, heupen en
schouders, zoals zittende voorwaartse vouwen of
zachte draaiingen.
- **Evenwicht:** Oefen oefeningen die het evenwicht
en de stabiliteit uitdagen, zoals een zittende
boomhouding of beenliften.
- **Mindfulness en ontspanning:** Reserveer tijd
voor diepe ademhalingsoefeningen, geleide
meditatie of ontspanningstechnieken om stress te
verminderen en mentale helderheid te
bevorderen.

4. Creëer uw aangepaste routine

- **Ontwerpvolgorde:** Rangschik houdingen en oefeningen in een volgorde die soepel verloopt en aansluit bij uw specifieke doelen en behoeften.
- **Duur:** Bepaal de lengte van uw oefensessie op basis van uw schema en uithoudingsvermogen, variërend van 15 minuten tot 45 minuten of langer.
- **Verscheidenheid:** Voeg een verscheidenheid aan houdingen en oefeningen toe om uw oefening boeiend en evenwichtig te houden.
- **Samenhang:** Zorg ervoor dat u regelmatig oefent, met als doel minimaal een paar sessies per week om merkbare voordelen te ervaren.

5. Houd de voortgang in de gaten en pas deze aan

- **Luister naar je lichaam:** Let op hoe je lichaam reageert op verschillende houdingen en oefeningen. Wijzig of sla houdingen over die ongemak of pijn veroorzaken.
- **Wijzigingen bijhouden:** Houd een dagboek bij om uw voortgang bij te houden en noteer verbeteringen in flexibiliteit, kracht of algemeen welzijn.
- **Zoek begeleiding:** Raadpleeg een gekwalificeerde yoga-instructeur of zorgverlener

als u vragen heeft of hulp nodig heeft bij
aanpassingen.

Tips voor succesvol maatwerk
- **Begin langzaam**: Begin met basishoudingen en voeg geleidelijk meer uitdagende houdingen toe naarmate uw zelfvertrouwen en vaardigheid toenemen.
- **Blijf gehydrateerd:** Drink water voor, tijdens en na je training om gehydrateerd te blijven en de algehele gezondheid te ondersteunen.
- **Luister naar feedback:** Besteed aandacht aan de feedback van uw lichaam en pas uw oefening dienovereenkomstig aan om een veilige en effectieve routine te behouden.
- **Geniet van het proces:** Omarm de reis van het aanpassen van je yogapraktijk aan je unieke behoeften en voorkeuren, waardoor het een vervullende en plezierige ervaring wordt.

Door uw stoelyoga-oefening aan te passen, kunt u oefeningen en routines personaliseren om aan uw specifieke doelen, voorkeuren en fysieke conditie te voldoen. Door houdingen aan te passen, te focussen op belangrijke gebieden zoals kracht, flexibiliteit, balans en ontspanning, en een persoonlijke routine te creëren, kun je je algehele welzijn en plezier van yoga verbeteren.

Regelmatige beoefening en bewuste aanpassingen zorgen ervoor dat uw yogapraktijk gunstig blijft en uw gezondheids- en welzijnsdoelen ondersteunt.

Tips om consistent te blijven

Consistentie is de sleutel tot het optimaal benutten van de voordelen van stoelyoga. Hier volgen eenvoudige maar uitgebreide tips om u te helpen een normale routine aan te houden:

1. Stel realistische doelen

- **Doelstellingen definiëren:** Geef duidelijk aan wat je wilt bereiken met stoelyoga, of het nu gaat om meer flexibiliteit, stressvermindering of een betere houding.
- **Breek het op:** Stel haalbare mijlpalen vast om aan uw grotere doelen te werken, zoals drie keer per week oefenen.

2. Maak een schema

- **Reserveer tijd:** Reserveer specifieke tijden in uw wekelijkse schema voor stoelyogasessies.
- **Routinematige integratie:** Integreer stoelyoga in uw dagelijkse routine, zoals oefenen in de ochtend of voor het slapengaan.

3. Wijs een oefenruimte aan

- **Vrije ruimte:** Creëer een opgeruimde plek waar je comfortabel stoelyoga kunt beoefenen.
- **Comfortabele omgeving:** Zorg ervoor dat de ruimte rustig is en bevorderlijk is voor ontspanning en focus.

4. Begin langzaam en geleidelijk

- **Beginnersvriendelijke aanpak:** Begin met kortere sessies en verhoog geleidelijk de duur en intensiteit naarmate u zich comfortabeler en zelfverzekerder voelt.
- **Vooruitgang stap voor stap:** Concentreer u op het beheersen van de basishoudingen voordat u doorgaat naar meer geavanceerde houdingen.

5. Luister naar je lichaam

- **Respecteer grenzen:** Respecteer de signalen van je lichaam en zorg ervoor dat je niet buiten je comfortzone gaat.
- **Wijzig indien nodig:** Pas houdingen of oefeningen aan aan uw huidige fysieke conditie en eventuele gezondheidsproblemen.

6. Blijf gemotiveerd

- **Variatie in de praktijk:** Houd je oefening interessant door verschillende houdingen en routines te verkennen of muziek of begeleide meditatie op te nemen.
- **Vier de vooruitgang:** Erken en vier verbeteringen in uw flexibiliteit, kracht of algehele welzijn.

7. Verantwoordelijkheid en ondersteuning

- **Buddy-systeem:** Werk samen met een vriend of familielid om samen stoelyoga te beoefenen en elkaar verantwoordelijk te houden.
- **Sluit je aan bij een klas:** Woon stoelyogalessen of workshops bij om begeleiding te krijgen van een instructeur en contact te maken met een gemeenschap van gelijkgestemde individuen.

8. Reflecteer en pas aan

- **Regelmatig beoordelen:** Neem de tijd om na te denken over uw stoelyogapraktijk en de impact ervan op uw fysieke en mentale welzijn.
- **Aanpassingen aanbrengen:** Pas uw routine of doelen indien nodig aan om veranderingen in uw schema of persoonlijke behoeften aan te pakken.

9. Oefen mindfulness

- **Bewustzijn van het huidige moment**: Blijf aanwezig tijdens je oefening door je te concentreren op je ademhaling en de sensaties in je lichaam.
- **Bewuste integratie:** Breid mindfulness uit in uw dagelijkse activiteiten om een gevoel van kalmte en bewustzijn te behouden.

10. Blijf positief

- Positieve versterking: Ontwikkel een positieve instelling ten opzichte van de beoefening van stoelyoga en beschouw het als een nuttige investering in uw gezondheid en welzijn.
- **Geduld en doorzettingsvermogen:** Begrijp dat vooruitgang tijd en moeite kost, en blijf volhardend in uw toewijding aan regelmatige beoefening.

Consistentie in de beoefening van stoelyoga vergroot de effectiviteit ervan bij het verbeteren van de flexibiliteit, het verminderen van stress en het bevorderen van het algehele welzijn. Door realistische doelen te stellen, een consistent schema te maken, naar je lichaam te luisteren en gemotiveerd te blijven, kun je een duurzame routine opbouwen die je gezondheidsdoelen ondersteunt. Integreer mindfulness, zoek ondersteuning wanneer dat nodig is en pas uw praktijk aan om plezier en langdurige betrokkenheid bij stoelyoga te behouden.

Conclusie

Tijdens de reis van stoelyoga wordt elke oefensessie een opstapje naar een gezonder, levendiger leven. Of je nu de flexibiliteit wilt vergroten, stress wilt verminderen of gewoon je algehele welzijn wilt verbeteren, stoelyoga biedt een zachte maar krachtige manier om deze doelen te bereiken. Door consistente beoefening en bewuste betrokkenheid versterk je niet alleen je lichaam, maar voed je ook je geest en ziel.

Aanmoediging en laatste gedachten

Neem aan het einde van elke stoelyogasessie even de tijd om de toewijding die u aan uw gezondheid en welzijn heeft getoond te waarderen. Elke ademhaling, elke rekoefening en elk moment van mindfulness draagt bij aan jouw reis naar een gezondere levensstijl. Bedenk dat vooruitgang misschien niet altijd meteen zichtbaar is, maar met geduld en doorzettingsvermogen zullen de voordelen zich in de loop van de tijd ontvouwen.

Omarm de reis met enthousiasme en nieuwsgierigheid. Ontdek de diepten van je ademhaling, de flexibiliteit van je lichaam en de vrede in je geest. Stoelyoga gaat niet alleen over de houdingen; het gaat om de verbinding die je cultiveert met jezelf en de wereld om je heen.

Laat elke oefensessie een herinnering zijn aan uw toewijding aan zelfzorg en zelfontdekking.

Als je van je stoel stapt en terugkeert naar het ritme van het dagelijks leven, draag dan de kalmte, kracht en helderheid met je mee die stoelyoga heeft gebracht. Laat het uw keuzes leiden naar gezondere gewoonten, positieve vooruitzichten en een meer evenwichtige levensstijl. Koester de momenten van stilte en beweging, want zij vormen de basis waarop u uw welzijn bouwt.

Moge je tijdens deze reis van het omarmen van een gezondere levensstijl door middel van stoelyoga vreugde vinden in elke rekoefening, vrede in elke ademhaling en kracht in elke pose. Blijf oefenen, blijf groeien en blijf de schoonheid van een goed geleefd leven omarmen.

Bijlagen

Verklarende woordenlijst

Deze verklarende woordenlijst geeft definities van de belangrijkste termen die vaak worden gebruikt in de beoefening van stoelyoga:

1. **Asana:** Yogahouding of -houding. Bij stoelyoga zijn deze aangepast om zittend te worden uitgevoerd of met behulp van een stoel ter ondersteuning.

2. **Pranayama:** Ademhalingsoefeningen in yoga gericht op het beheersen van de ademhaling om de algehele gezondheid en het welzijn te verbeteren.

3. **Mudra:** Handgebaren gebruikt in yoga en meditatie om de energiestroom te vergemakkelijken en de focus te verbeteren.

4. **Vinyasa:** Een reeks houdingen die met elkaar verbonden zijn met adem. Bij stoelyoga worden vinyasa-reeksen aangepast voor zittende beoefening.

5. **Namasté**: Een respectvol begroetings- of
afscheidsgebaar, vaak vergezeld van een lichte
buiging met de handpalmen tegen elkaar gedrukt
voor de borst.

6. **Drishti:** Gerichte blik of concentratiepunt tijdens
yogahoudingen om de concentratie en het
evenwicht te bevorderen.

7. **Mantra**: Een heilig woord, geluid of zin die
tijdens meditatie wordt herhaald om de
concentratie en spirituele groei te bevorderen.

8. **Prana**: Levenskrachtenergie.
Pranayama-oefeningen zijn bedoeld om deze
vitale energie in het lichaam te versterken en in
balans te brengen.

9. **Savasana:** Laatste ontspanningshouding aan het
einde van een yogapraktijk, meestal liggend
uitgevoerd. Bij stoelyoga wordt vaak gebruik
gemaakt van een zittende ontspanningshouding.

10. **Uitlijning:** Juiste positionering van het lichaam
in yogahoudingen om de veiligheid en
effectiviteit van de beoefening te garanderen.

11. **Rekwisieten**: Hulpmiddelen zoals blokken, kussens, riemen en stoelen die worden gebruikt om de yogabeoefening te ondersteunen en te verbeteren door te helpen bij het uitlijnen en het toegankelijk maken van houdingen.

12. **Chakra:** Energiecentra in het lichaam waarvan wordt aangenomen dat ze corresponderen met specifieke organen en emoties. De praktijken zijn erop gericht deze energiecentra in evenwicht te brengen en op één lijn te brengen.

13. **ujjayi**: Een ademhalingstechniek waarbij de adem opzettelijk achter in de keel wordt ingesnoerd, waardoor een zacht sissend geluid ontstaat.

14. **Bandha**: Energiesloten of spiersamentrekkingen die in yoga worden gebruikt om de stroom van prana te sturen en de stabiliteit in houdingen te verbeteren.

15. **Meditatie:** Oefening om de geest te concentreren en een verhoogde staat van bewustzijn te bereiken, vaak beoefend in combinatie met yoga asana en pranayama.

Als u deze termen begrijpt, wordt uw waardering en begrip van de beoefening van stoelyoga groter, waardoor u vollediger bij elke sessie betrokken kunt zijn.